ALANA ROX

DIÁRIO DE UMA *vegana* 2

O DESPERTAR

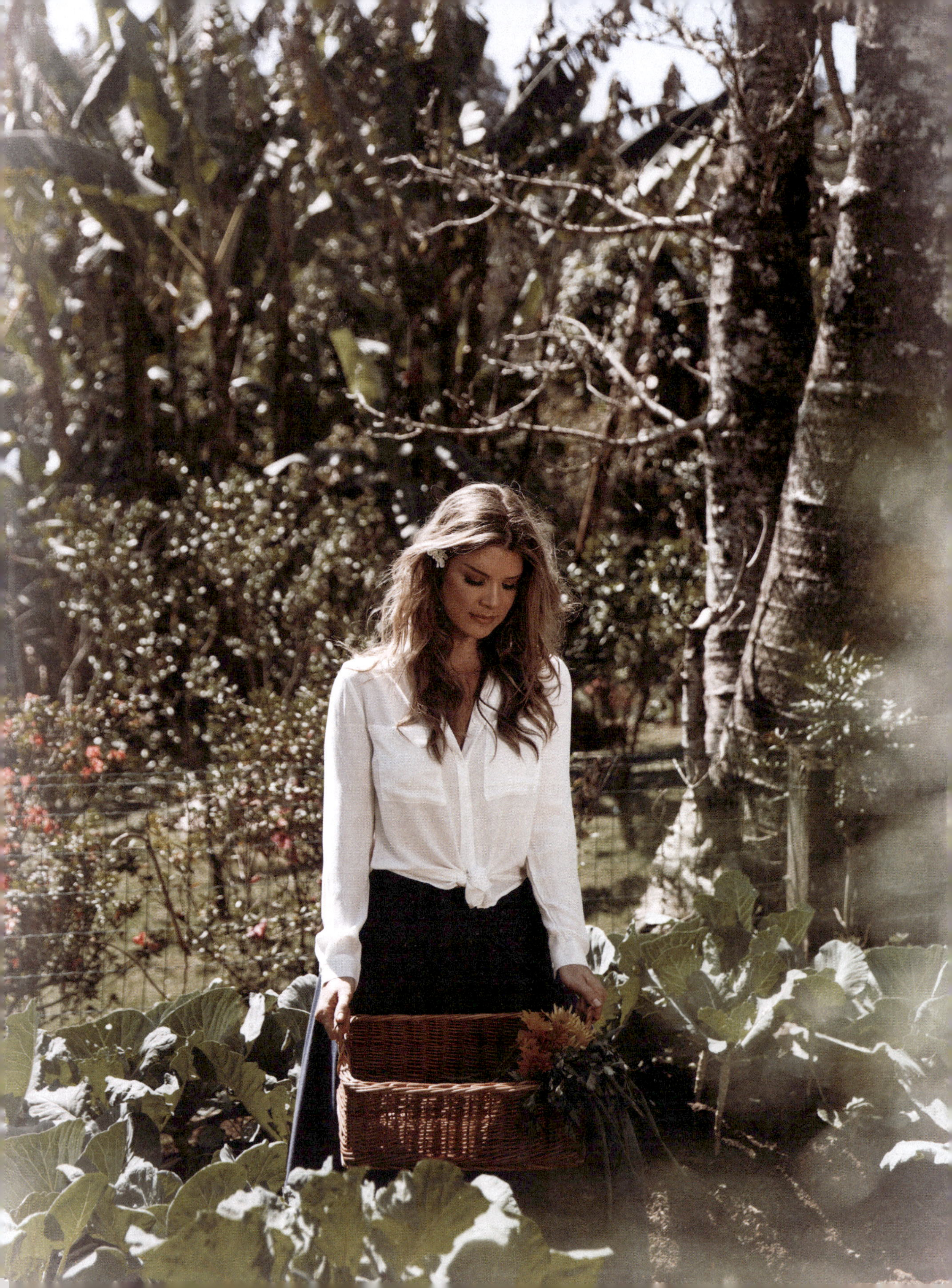

ALANA ROX

DIÁRIO DE UMA *vegana* 2

O DESPERTAR

Para Rocky

GLOBO estilo

Sumário

Fiz uma playlist deliciosa, com as músicas que me acompanharam durante a criação do livro. Procura no Spotify "Diário de uma vegana 2" e dá o play!

Lista de receitas

Receitas transformadoras

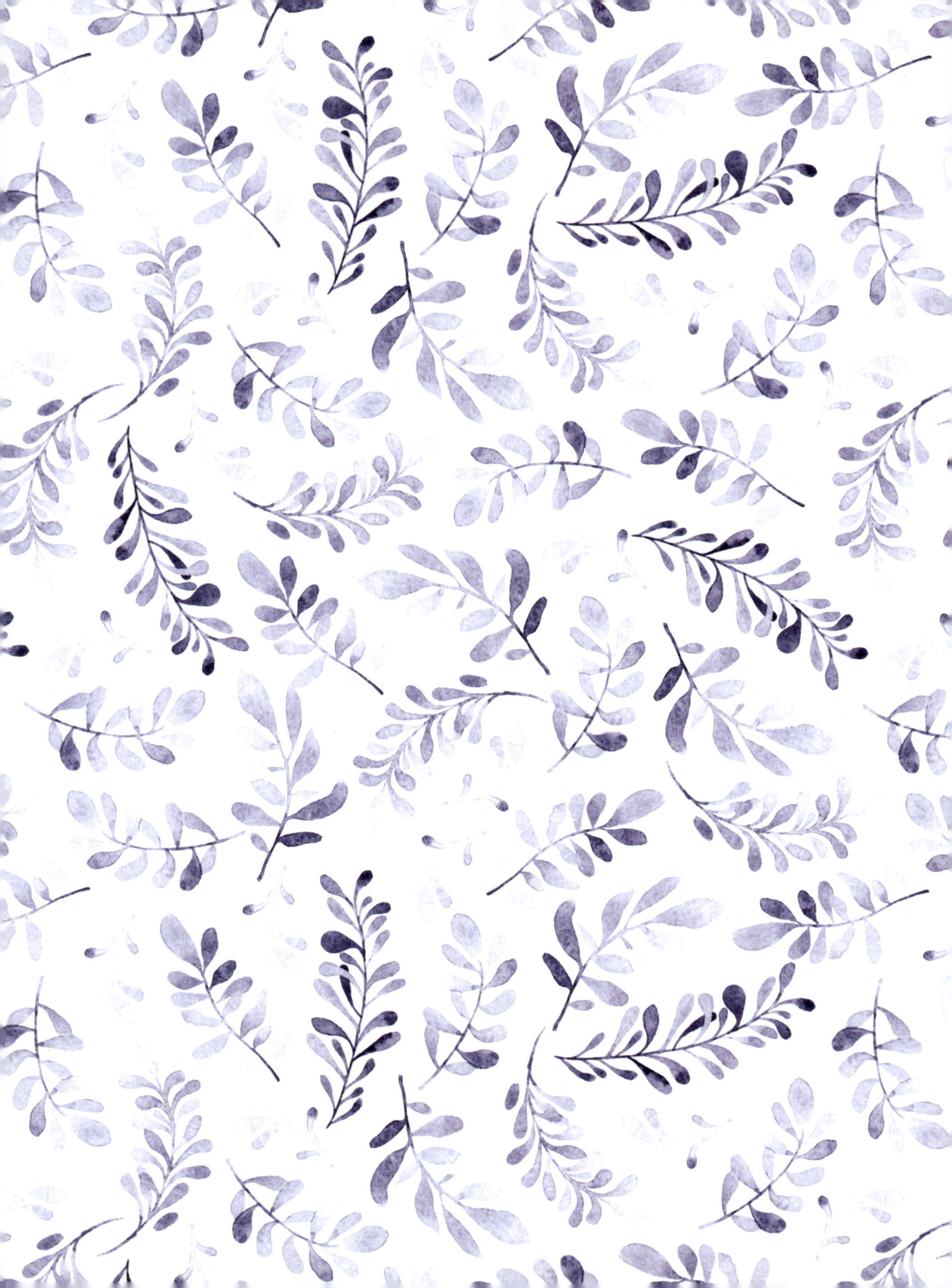

Introdução

Este livro traz o que acredito ser um caminho para uma nova e transformadora forma de viver. Ele é mais do que um guia de receitas, vai muito além de um estilo de vida. No livro anterior escrevi de onde vim, e o que me despertou para que me tornasse vegana. Acho, então, que você já me conhece um pouco e podemos continuar nossa jornada.

Entre o primeiro e este segundo volume do *Diário de uma vegana*, recebi e continuo recebendo muitas perguntas! E pensei: por que não respondê-las no decorrer do livro?

Quer saber o que o veganismo mudou na minha vida? Os benefícios que trouxe para minha saúde? Vai fazer o primeiro jantar vegano para o *crush* e não sabe o que servir? Bateu aquela vontade louca de um docinho delicioso difícil de resistir e precisa de ajuda? Vem comigo que eu te explico! Vale dizer que as receitas são todas deliciosas, saudáveis e práticas: nenhuma delas passa de 10 minutos de preparo — além do tempo de forno, quando for o caso —, com ingredientes baratos e fáceis de encontrar e com opções para substituições.

Saúde e amor,
Alana

A libertação do corpo e da mente

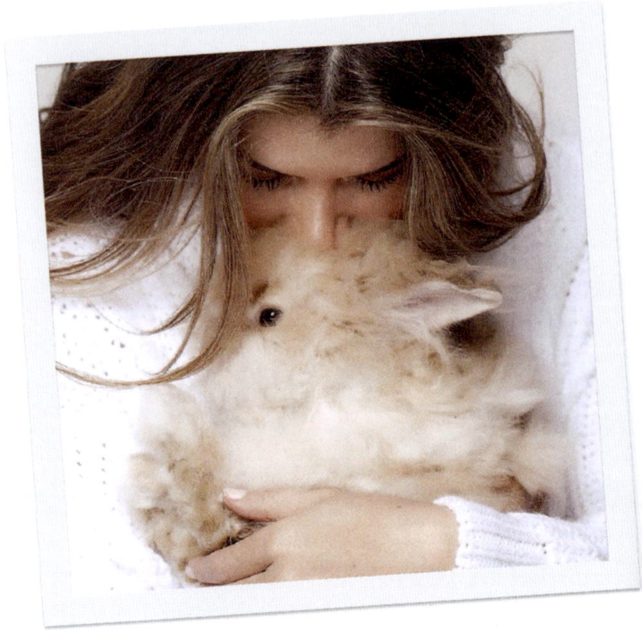

Despertei. É assim que me sinto todos os dias da minha vida, ainda de forma diferente da maioria das pessoas. No livro anterior, contei um pouco da minha trajetória, como nasci vegetariana em uma família carnista... Agora, enquanto escrevo este livro, celebro 15 anos de meu despertar para algo maior, em que vivo em um mundo dentro de outro mundo.

É um despertar diário, em que você conecta as fichas que vão caindo diariamente: a rotina de uma vegana que tem o sonho de ajudar a mudar a realidade.

Celebro aqui, junto com você, parte do meu processo pessoal de estudos solitários por anos. Comecei a pesquisar e a estudar fisiologia porque queria entender como meu corpo funcionava. A gente não conhece o próprio funcionamento! Sabemos qual gasolina colocar no carro, mas e quanto ao combustível que faz nossa máquina humana atingir seu potencial pleno? Não é somente não ficar doente. Isso é o mínimo que você pode almejar se não nasceu com um problema congênito.

Comecei a estudar a química natural dos alimentos – da sinergia entre eles, sua biodisponibilidade –, a me aprofundar em nutrologia. Quanto mais eu pesquisava, mais questões surgiam. Quando percebi, estava estudando também física quântica, astrologia e tudo se completava. Tudo isso se integrava e fazia sentido.

A gente pode não só se ajudar e se libertar de doenças por meio da alimentação, como também pode ir muito além. É possível atingir um potencial pleno inimaginável do próprio organismo. É possível ter saúde exuberante, rejuvenescer, retardar o envelhecimento e não ficar mais doente. E sem crueldade ao outro, sem torturar ou matar animais, sem prejudicar nosso meio ambiente.

O consumo de animais, leites e seus derivados está relacionado ao desenvolvimento de várias doenças respiratórias, gastrointestinais, neurocerebrais, dermatológicas, entre outras. [1] Cientistas, médicos e nutrólogos já relacionam as doenças mais graves e que mais matam no mundo ao consumo de animais e seus derivados. Você já viu algum câncer ser tratado com carnes e derivados? Diabetes ser tratada com carnes, leites, ovos? Comer queijo para evitar AVCs? Eu nunca vi.

1 Fonte: https://www.bmj.com/content/349/bmj.g6015

O fato é que, se eu tivesse nascido em uma família de vegetarianos, não faria o que faço hoje. Eu não falaria o que ninguém me disse. Não teria passado por tantos problemas de saúde por causa disso e não sentiria a necessidade de mostrar às pessoas um caminho para uma vida de saúde e amor. Meus pais não sabiam, como a maioria das pessoas ainda não sabe. Tudo aconteceu da forma como deveria.

E eu só queria contar para aquela menininha que se escondia no armário, chorando na hora de comer, apavorada com aqueles pratos cheios de bichos, que ficaria tudo bem.

Veganismo

Ser vegano não é sobre você. É sobre o outro. Se todos somos parte de um único mundo, somos todos energia e somos um só, tudo o que fazemos, então, reflete no outro e impacta absolutamente a tudo e a todos. É física: ação e reação. Tudo o que você gera, volta multiplicado e amplificado.

Costumo contar uma história para mostrar que não somos carnívoros: coloque na frente de um bebê um coelhinho e um cacho de bananas. Ele comerá a banana e brincará com o coelho. Uma criança com fome jamais vai salivar olhando para uma galinha ciscando na grama, mas vai desejar uma cumbuca de morangos vermelhinhos, um pêssego carnudo, mangas suculentas ou um abacaxi cheiroso.

Na inocência e pureza da criança, ela não percebe que aquele pedaço de comida colocada em sua boca pela pessoa em quem mais confia é um pedaço de um ser com o qual ela brincaria. E, assim, acaba se acostumando aos temperos e à consistência. Nascendo e morando na cidade, a criança mal conhece os animais, não convive com eles. Tempos mais tarde, quando descobre, fica horrorizada. Mas talvez ainda continue a comer, pois o paladar viciou, e como ela depende de quem a alimenta, acaba se rendendo, sem perceber, ao lamentável sistema.

Nesses últimos anos, a cada dia, crianças estão nascendo despertas. Grande parte delas nasce intolerante ou alérgica à proteína animal. Hoje, todos conhecem um vegetariano ou têm algum – ou mais de um – na família. Em 2018, pesquisas detectaram que no Brasil já somos 15% da população: mais de 30 milhões de pessoas se declararam vegetarianas.

Dizem que quando uma tendência atinge até 10% de uma população, pode ser considerada moda. Quando ultrapassa esse número, cresce de forma exponencial até se tornar uma unanimidade. Em muitos países, esse índice já ultrapassa os 10% há muito tempo.

No Reino Unido, 1/3 da população não come mais ou evita carne. Israel, Canadá, Suécia e Alemanha são exemplos de países em que o vegetarianismo cresce exponencialmente a cada ano. Estamos passando por uma evolução espiritual rumo à Era do Amor. Esses espíritos evoluídos não estão suportando corpos cheios de venenos. Essas crianças estão nascendo para ensinar seus pais. E talvez eu tenha nascido para ajudar esses pais a receberem, perceberem e entenderem essas crianças.

Guardião do planeta?

O homem deveria ser guardião deste planeta e usar suas capacidades cerebrais e motoras desenvolvidas para cuidar dos seres mais frágeis. Mas faz exatamente o oposto: destrói o que foi a ele confiado. Usa, mata, tortura e escraviza seres inocentes que não sabem se defender e não podem se manifestar, falar ou reclamar. Animais são crianças que não crescem, não se corrompem. Muitos têm a inteligência de uma criança de 3 anos, todos têm senciência e sentem como você e eu.

O veganismo, em minha opinião, é a mãe de todas as causas. É quando você escolhe não consumir nada que tenha origem animal ou derivados de sua exploração. Ser vegano é fazer o melhor possível em um mundo ainda não vegano. É entender que o bem do outro é seu próprio bem. E que não importa se este outro tem 2 pernas ou 4. Se tem um rabo de cavalo na cabeça ou na bunda. Se tem orelha peluda ou depilada. Se a cor dele é bege, malhada, preta ou amarela. Se tem olho puxado ou a íris diferente. Para mim, a conta é simples: no dia em que o homem respeitar todo e qualquer ser e não houver mais especismo, não haverá também racismo, machismo, guerras ou corrupção.

Não importa o motivo do seu despertar. Se foi por meio da saúde, se foi a compaixão pelos animais ou as preocupações com o meio ambiente. O importante é você ter atitude perante ele. Nas minhas pesquisas, tomei conhecimento do que a indústria não deixa você ver: o terror que centenas de bilhões de animais passam todos os dias; que a indústria do leite é tão cruel e mata tanto ou mais que a indústria da carne; ela que mata filhotes; que a indústria considera bom o couro jovem, de bebês, estes vindos também da indústria do leite e da carne; que a indústria do ovo mata centenas de bilhões de pintinhos vivos por ano; que galinhas sofrem torturas e maus-tratos em suas prisões; que o tempo de vida de um animal, que poderia ser de 80 anos, se reduz a 5, e aqueles que poderiam chegar a 20 anos, mal chegam a 1. E se fosse você? Consegue fazer o exercício de se colocar no lugar do outro?

Quando um humano consegue se colocar no lugar de um ser minúsculo, como uma abelha, uma formiga ou de qualquer outro ser, entende que eles têm tanta importância quanto ele e nasceram para seus próprios fins. Perceber que todos têm direito à liberdade e a viver em paz, compartilhando este planeta, liberta o indivíduo do próprio ego, e desconstrói a ideia do "eu" para a comunhão com o "todo". Se você parar para analisar, tudo que existe de errado e que gera dor neste mundo é originado pelo ego, pela ganância, por alguém pensando apenas em si mesmo. Veganismo é quando você para de pensar somente em si e se coloca no lugar do outro.

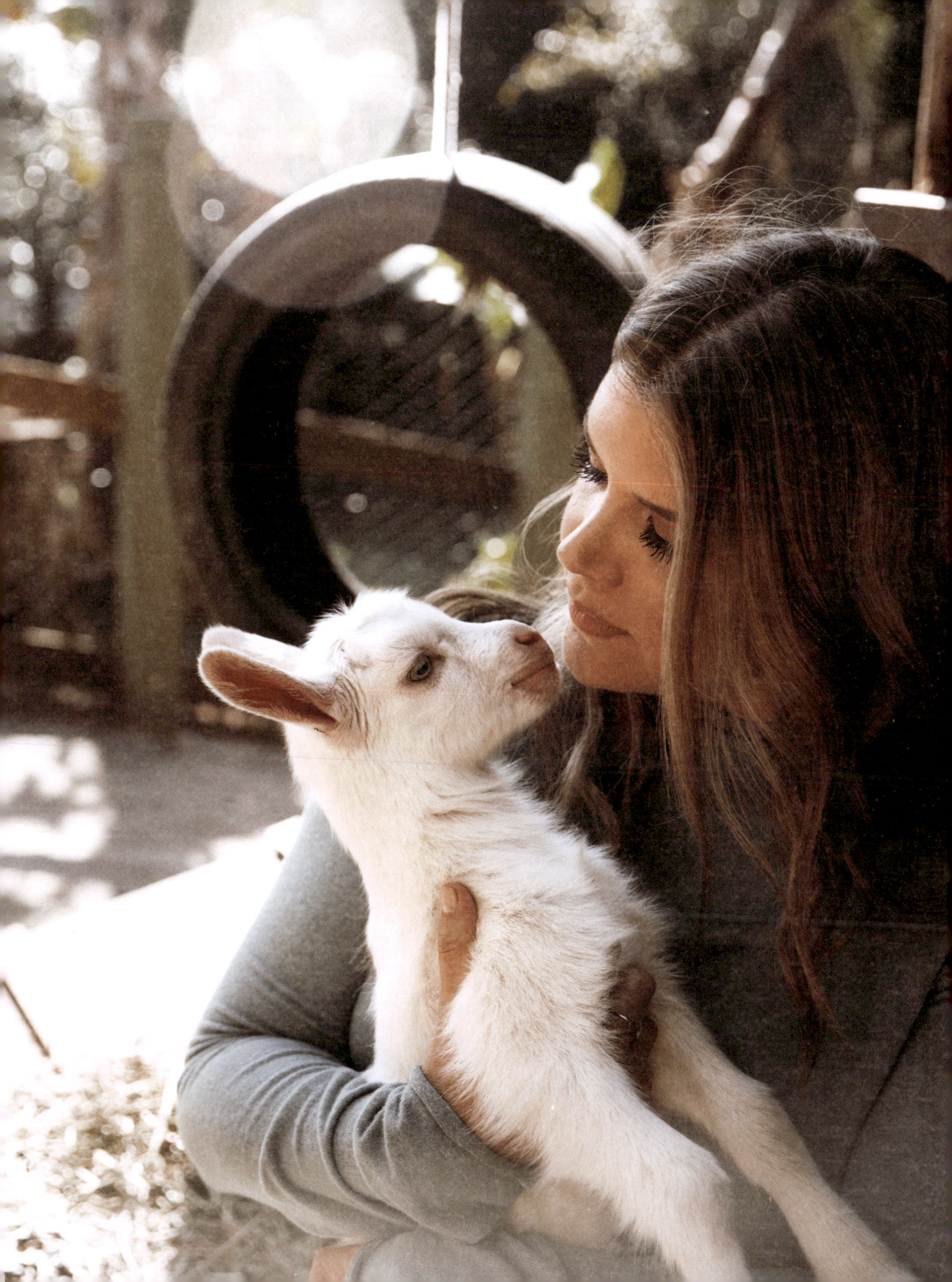

A partir de agora, vou apresentar a você muitas receitas deliciosas e vou responder, entre uma e outra, às principais dúvidas que chegam a mim. E a primeira delas é:

Como você aprendeu a cozinhar?

O que ensino não são apenas receitas veganas, mas uma combinação simples e inteligente de ingredientes e nutrientes que formarão receitas 100% benéficas, fáceis, baratas e rápidas.

Eu não sabia cozinhar há 15 anos, sabia apenas por meio de estudos teóricos como os ingredientes e nutrientes deveriam reagir. Não existia livro de receitas para o que eu queria fazer: receitas mais gostosas que as tradicionais, que fariam bem, me deixariam a cada dia melhor, que retardariam o envelhecimento, me desintoxicariam, me desinflamariam.

Comecei a desenvolver receitas que precisavam ser gostosas na boca e no meu corpo inteiro. Pensava: meu corpo não deveria sofrer por segundos de prazer, e mais ninguém deveria. Errei muito no início – tentando fazer um bolo, fiz um cookie, por exemplo. E assim, errando e acertando, eu chegava às receitas perfeitas. Tinham que ser rápidas, pois eu não tinha (e continuo não tendo) muito tempo; tinham que ser baratas, pois eu não tinha dinheiro, e fáceis pois eu também não tinha paciência. Se identificou? Sei bem, hehe. Existe solução. Vou te ensinar também.

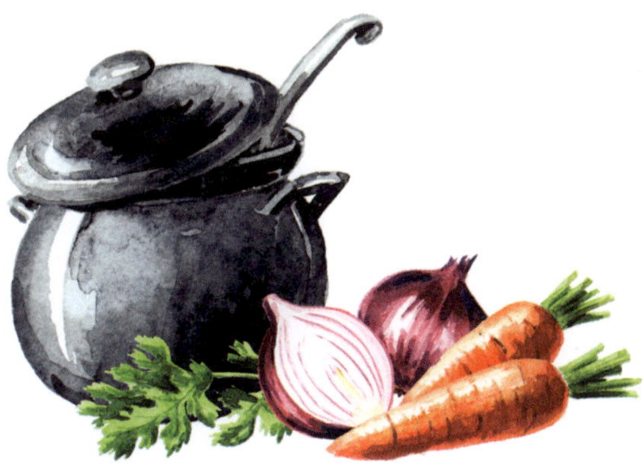

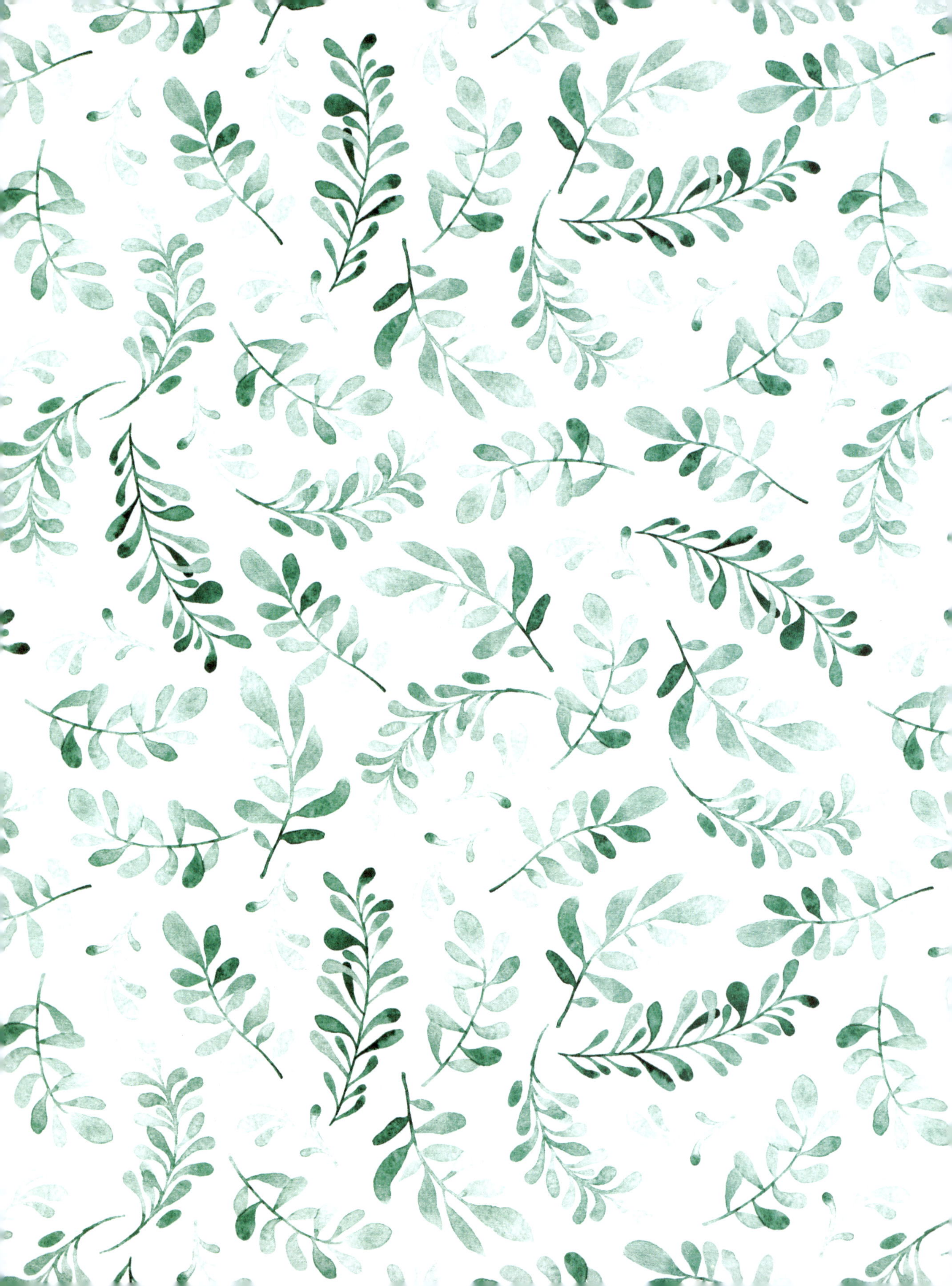

Receitas transformadoras

As receitas deste livro não são apenas receitas. São um portal para uma vida de saúde e de compaixão. Vão revolucionar a sua vida, mostrar novas possibilidades e desmistificar a culinária.

Talvez você não conheça um ou outro ingrediente. Algo pode ser incomum para você, pois está acostumado a comer e usar sempre os mesmos ingredientes. Mas todos são fáceis de encontrar em casas de produtos naturais, e a maioria em mercados comuns e feiras. Além disso, hoje é possível achar tudo na internet! Assim que começar a usá-los, ficarão familiares para você também. E um portal infinito de possibilidades vai se abrir. Essa descoberta é apaixonante e vai te emocionar muitas vezes.

A natureza é perfeita. Todas as plantas têm uma finalidade, um motivo para existir. Seja para o ser humano, para os animais, para as próprias plantas, para um ecossistema. O homem ainda desconhece grande parte. As Plantas Alimentícias Não Convencionais (PANCs), por exemplo, foram por muito tempo consideradas apenas mato. Elas brotam espontaneamente em todos os lugares. Finalmente estão sendo valorizadas. Os alimentos que nascem em épocas frias, normalmente são os que nosso corpo precisa para se aquecer. Em épocas quentes, são os mais tropicais e refrescantes. Você sabia que existem mais de 1,5 milhão de tipos de cogumelos e apenas 5% são catalogados e conhecidos? Quando paramos para observar a natureza, suas características, e o quanto somos parecidos e integrados a ela, entendemos como somos parte dela, mas estamos afastados. Os florais, como terapia, são um exemplo disso.

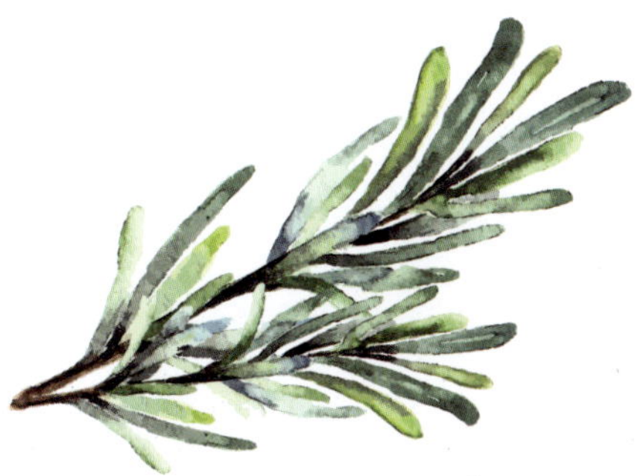

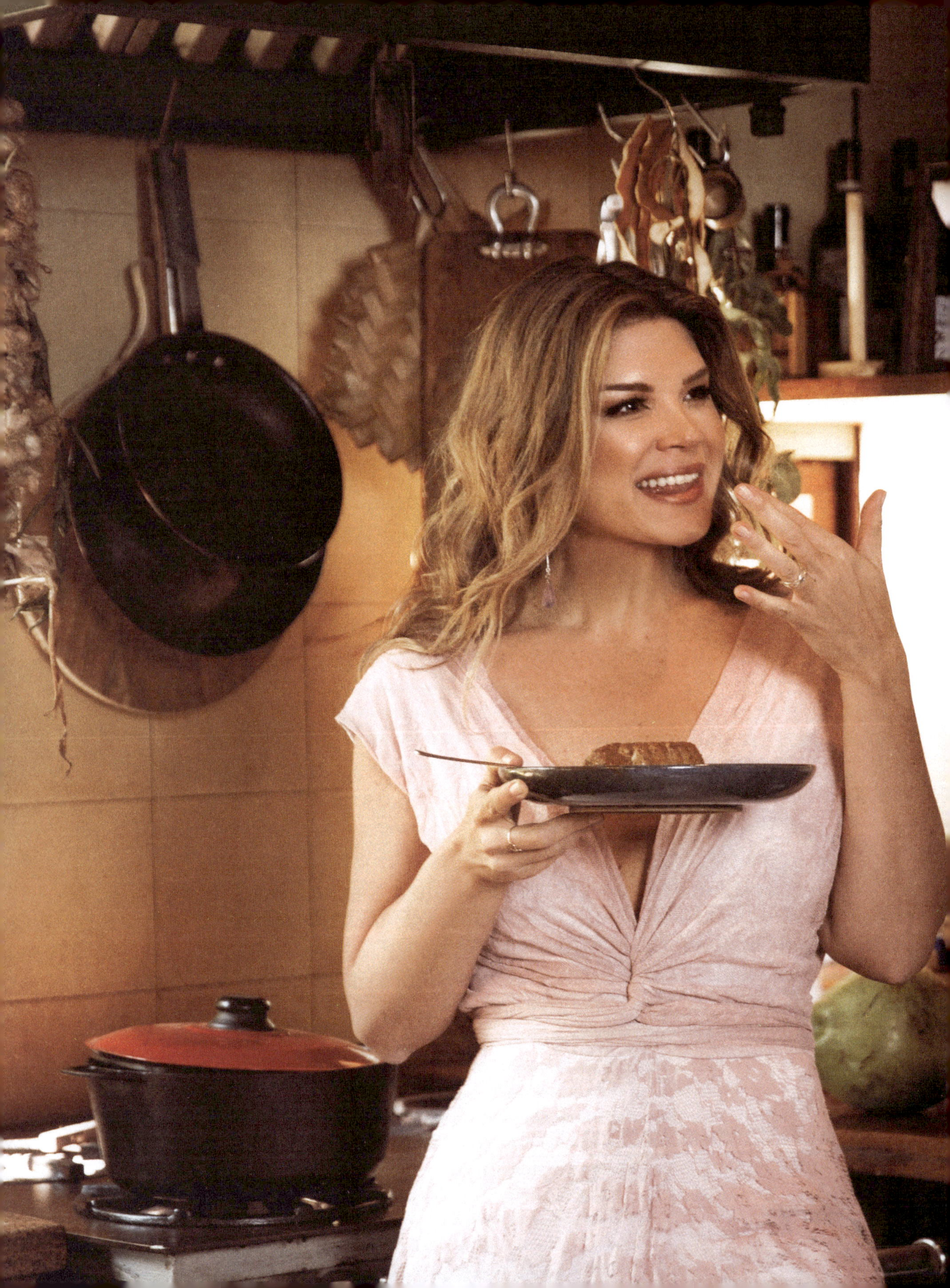

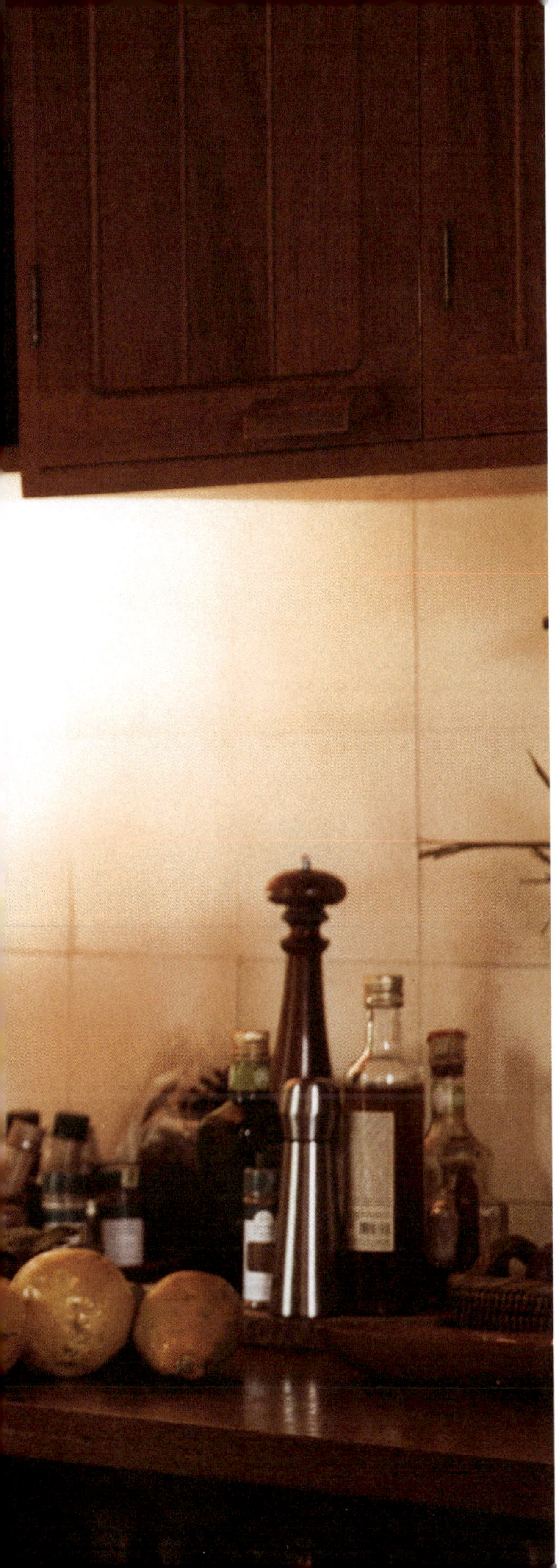

Dicas

As farinhas usadas neste livro são os alimentos moídos em forma de farinha. Se alguma receita parece levar muito ingrediente, lembre-se de que cada um está ali com uma função culinária e nutritiva. Você se presenteará com uma combinação perfeita de nutrientes – seu organismo e paladar agradecerão. Sem contar que substituir ovos e glúten em uma receita demanda um pouquinho mais de componentes.

Caso não encontre em sua região ou não seja a época de determinado alimento, vou sempre sugerir substituições. Prefira os orgânicos.

A maioria das receitas aqui serve para uma pessoa, dependendo de sua fome. Algumas podem render um pouco mais. Se quiser fazer em maior quantidade, multiplique os ingredientes nas devidas proporções. Pães e bolos veganos sem glúten não assam muito bem quando você os faz muito grandes, então prefira fazer uma quantidade maior em tamanhos menores.

Mesmo que você pense que não sabe cozinhar, vai poder fazer todas as receitas de forma rápida, barata, fácil, com utensílios básicos e simples. Eu aqui desmistifico a culinária de muitas maneiras.

Todas as receitas foram testadas (e aprovadas) muitas vezes por várias pessoas sem habilidades na cozinha.

Que bom que você vai embarcar nessa jornada comigo. O despertar é diário.

Faça o melhor que puder!

Lista de compras básica

Sempre tenho estes ingredientes na despensa e com eles consigo fazer milhares (mesmo) de receitas diferentes:

- Farinha de grão-de-bico
- Farinha de amêndoas
- Flocos de amaranto
- Flocos de quinoa
- Farinha de arroz
- Polvilho doce
- Polvilho azedo
- Chia
- Óleo de coco[1]
- Azeite
- Açúcar de coco
- Cacau em pó
- Melado de cana[2]
- Bicarbonato de sódio
- Vinagre de maçã
- Psyllium[3]
- Cremor de tártaro[4]
- Fermento[5]

Importante!

1- Quando aparecer numa receita, precisará estar em estado de óleo, líquido. Ele endurece abaixo de 25°C, então, se for o caso, aqueça.

2- Melado é diferente de melaço. Melado é o que a cana tem de mais puro obtido com a evaporação do caldo de cana. Melaço é o líquido residual obtido da fabricação do melado, do açúcar cristalizado ou de sua refinação. Opte pelo melado.

3- Fibra solúvel natural derivada da casca da semente da erva Plantago ovata. É usada nas receitas de pães e bolos sem glúten para absorver a umidade e deixar as massas macias e leves por mais tempo. Excelente para o trato intestinal, evitando e ajudando a aliviar sintomas de doenças.

4- Sal ácido de potássio, o ácido tartártico é derivado da fermentação da uva. Muito usado em confeitaria, é um pó branco, sem sabor nem odor, que você encontra facilmente em supermercados, na seção de temperos, ou em lojas de produtos para festa. Tem como função na culinária, por exemplo, estabilizar o merengue de aquafaba quando batido, especialmente ao ser submetido a alguma fonte de calor, como em suspiros. E é o que vai ajudar os pães e bolos a crescerem com o bicarbonato em nosso fermento natural. Ele também tem inúmeros benefícios para o organismo.

5- Toda vez que o fermento aparecer aqui em uma receita, será a combinação de cremor de tártaro e bicarbonato de sódio na seguinte proporção: 2/3 de cremor de tártaro para 1/3 de bicarbonato de sódio. Já pode fazer essa mistura, guardar em um potinho e usar como fermento! Ele tem durabilidade de um ano, em média, se bem armazenado.

Especiarias e temperos

Costumo usar especiarias em pó. Uso as frescas também, mas em pó elas têm nutrientes mais concentrados. Quando se desidrata, elimina-se a água, e a concentração de nutrientes fica mais forte. E a durabilidade dessa forma é maior. Como viajo muito, para mim é mais prático. Mantenho em potinhos de vidro fechados.

- Canela
- Cúrcuma
- Gengibre
- Cardamomo
- Pimenta-do-reino
- Sal negro, do himalaia, de mossoró ou do atacama
- Orégano
- Páprica
- Alho e cebola em pó
- Cominho
- Coentro
- Noz-moscada

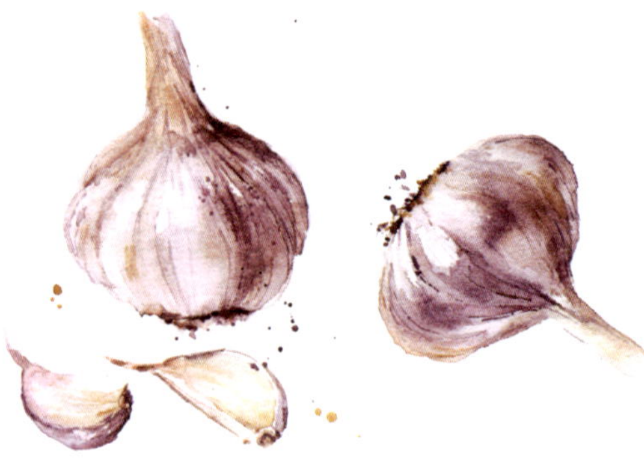

Sempre tenho

- Limão
- Banana no congelador
- Cebolinha, salsinha, manjericão, alecrim, coentro, sálvia, tomilho e hortelã na minha hortinha

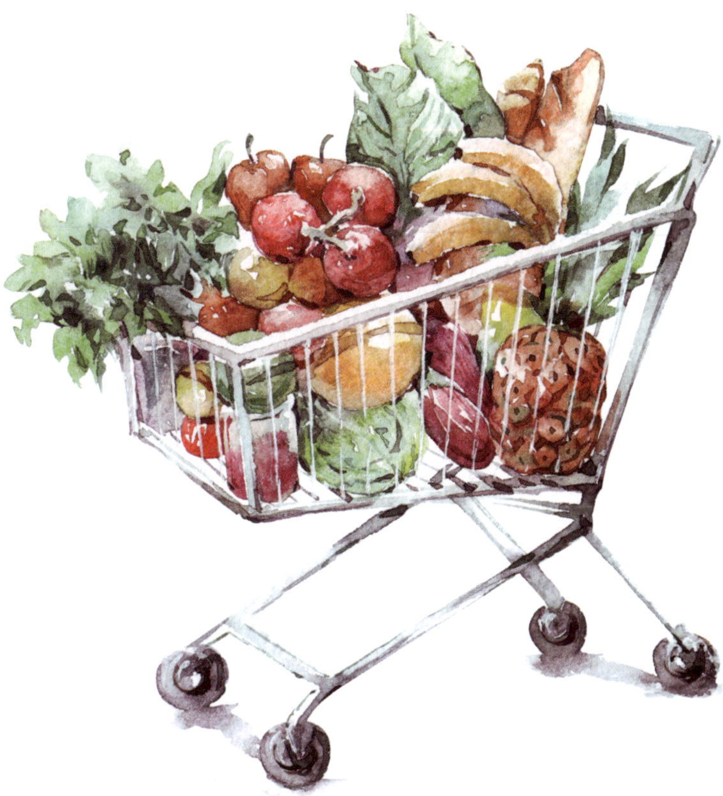

Pratos inesquecíveis

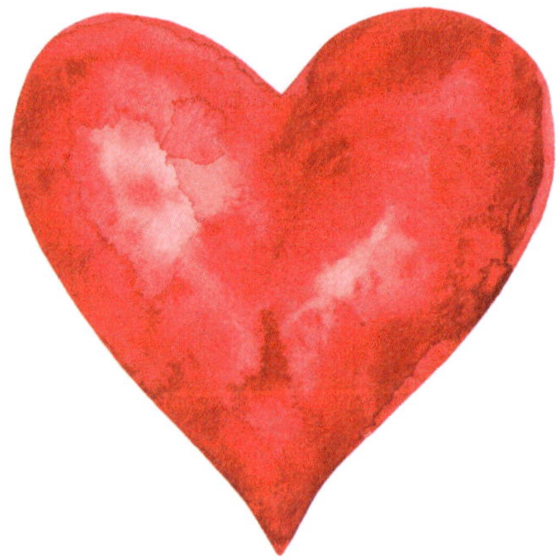

para impressionar

Tenho um crush carnista. Quero impressioná-lo com pratos veganos. Qual sua sugestão?

Essa é uma das perguntas que mais recebo! Se vocês forem jantar fora, dê dicas de lugares que você gosta. Quem sabe aquele restaurante onde tem um hambúrguer vegano tão incrível que ele vai ficar impressionado? Caso ele escolha um lugar que não sirva nenhuma opção vegana, você pede para adaptarem algo para você com toda educação. É importante falar sobre isso com amor e calma, mesmo que o *crush* não entenda no início. Leve um bombom ou um chocolatinho na bolsa, caso não tenha sobremesa para você no cardápio, e o surpreenda com um "trouxe pra você".

A pipoca do cinema é, geralmente, vegana. Nas conversas que vocês tiverem antes, durante ou depois do encontro, cite documentários, sugira com fofura que ele entenda o porquê de sua escolha de vida.

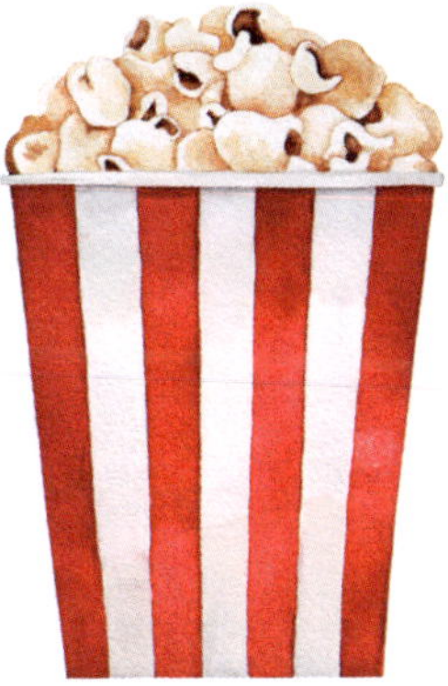

E, o melhor de tudo: convide o(a) *crush* para uma sessão de comidinhas irresistíveis em sua casa. Tenho certeza de que ele vai adorar assistir *Okja* com você. Se ele gostar de filme de terror, assista *Terráqueos*. A seguir, uma lista de pratos que você pode fazer e que vão impressionar qualquer um!

Molho branco de inhame e tahine

Quem resiste a uma bela massa? Ainda mais com um molho branco mais gostoso do que o "tradicional", que é cheio de leite e de gordura?

Ingredientes

1 xícara (chá) de inhame cozido

2 colheres (sopa) de tahine

1 colher (chá) de mostarda dijon

1 colher (café) de alho em pó (*ou 2 dentes de alho*)

1 colher (café) de sal

Noz-moscada a gosto

Pimenta-do-reino a gosto

1/4 de cebola-roxa (*ou 1 colher (chá) de cebola desidratada em pó*)

2 colheres (sopa) de azeite

1 colher (chá) de levedura nutricional (*opcional*)

Água morna

Modo de fazer

Bata tudo no liquidificador até ficar bem lisinho. A quantidade de água colocada varia conforme a consistência do molho que desejar. Vá colocando aos pouquinhos. Se quiser mais grosso, coloque menos água. Se quiser mais fluido, mais água.

Misture à massa já cozida.

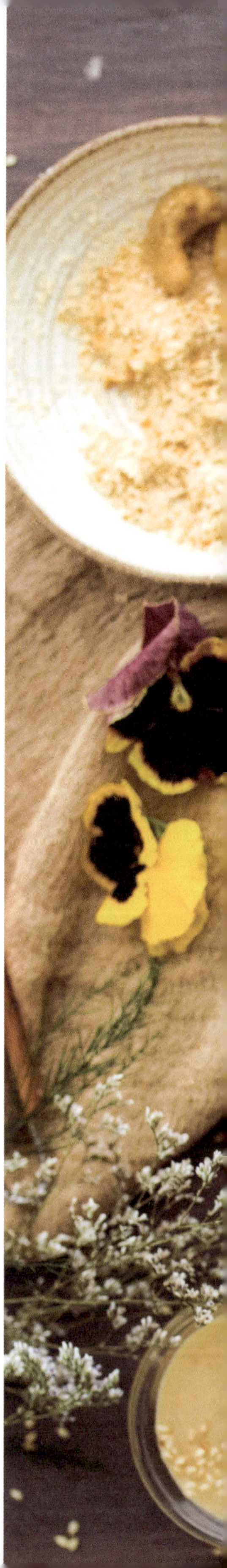

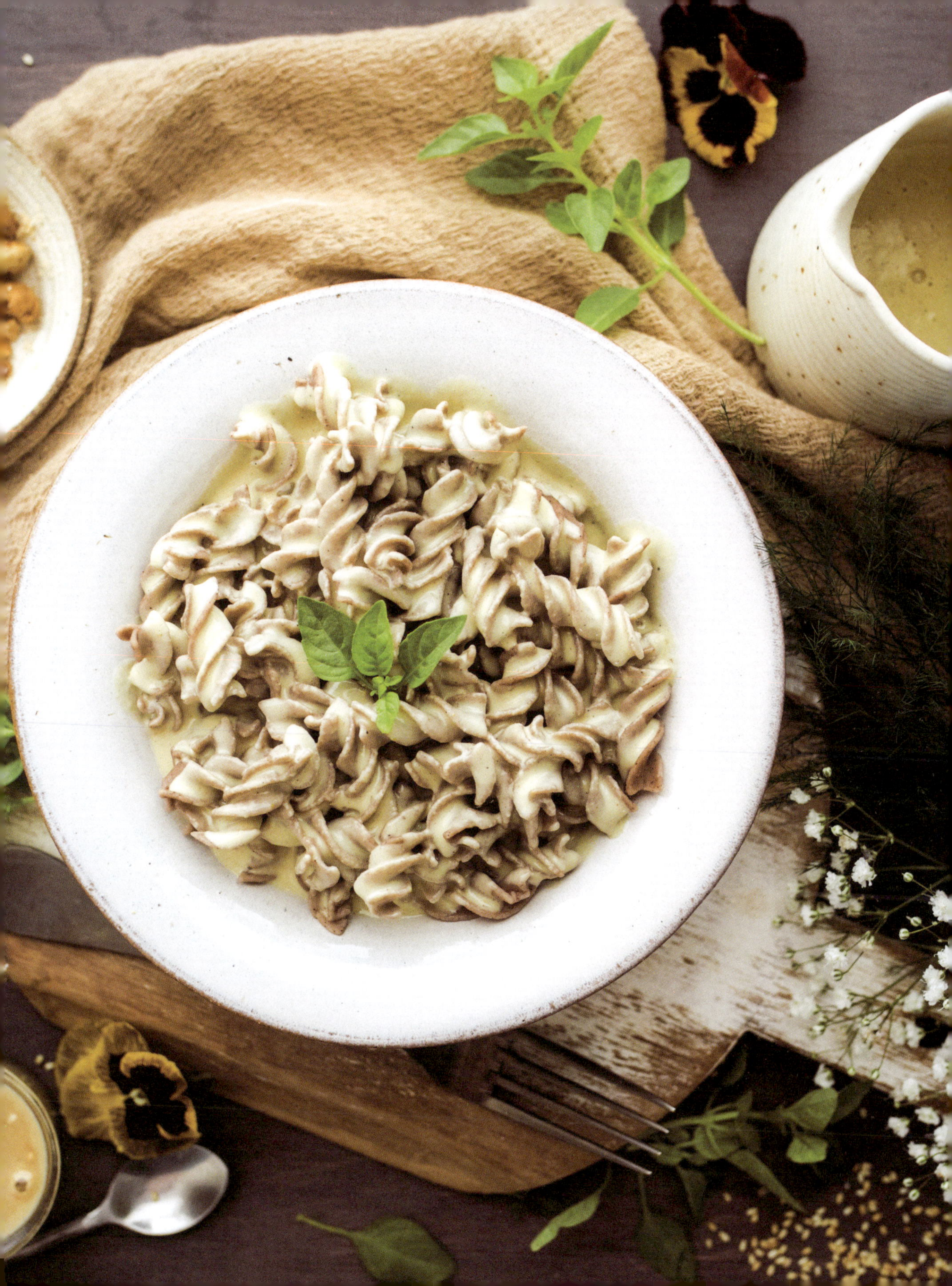

Cogumelos com molho branco cremoso de castanha-de-caju

Ingredientes do molho

2 xícaras (chá) de castanha-de-caju
hidratada por 8 horas

2 xícaras (chá) de água

1 colher (chá) de sal

1/2 colher (café) de pimenta-do-reino

1/2 colher (café) de noz-moscada

1 colher (chá) de alho em pó

1 colher (chá) de mostarda dijon

1 colher (chá) de azeite

2 filetes de cebolinha picados

3 galhos pequenos de salsinha picados

Ingredientes para o cogumelo

200 g de shiitake ou shimeji

1 colher (sopa) azeite

1 colher (sopa) de shoyu

1 colher (chá) de vinagre balsâmico

Modo de fazer

Bata todos os ingredientes do molho no liquidificador.

Em seguida, higienize os cogumelos. Uso uma escovinha e lavo brevemente para que não absorvam a água e fiquem borrachudos. Corte em fatias o shiitake ou solte o shimeji de sua base.

Salteie por 2 minutos no azeite, shoyu e vinagre balsâmico. Despeje o molho branco e esquente por 1 minuto, mexendo. Jogue umas cebolinhas picadas e a castanha por cima. Sirva. Devore.

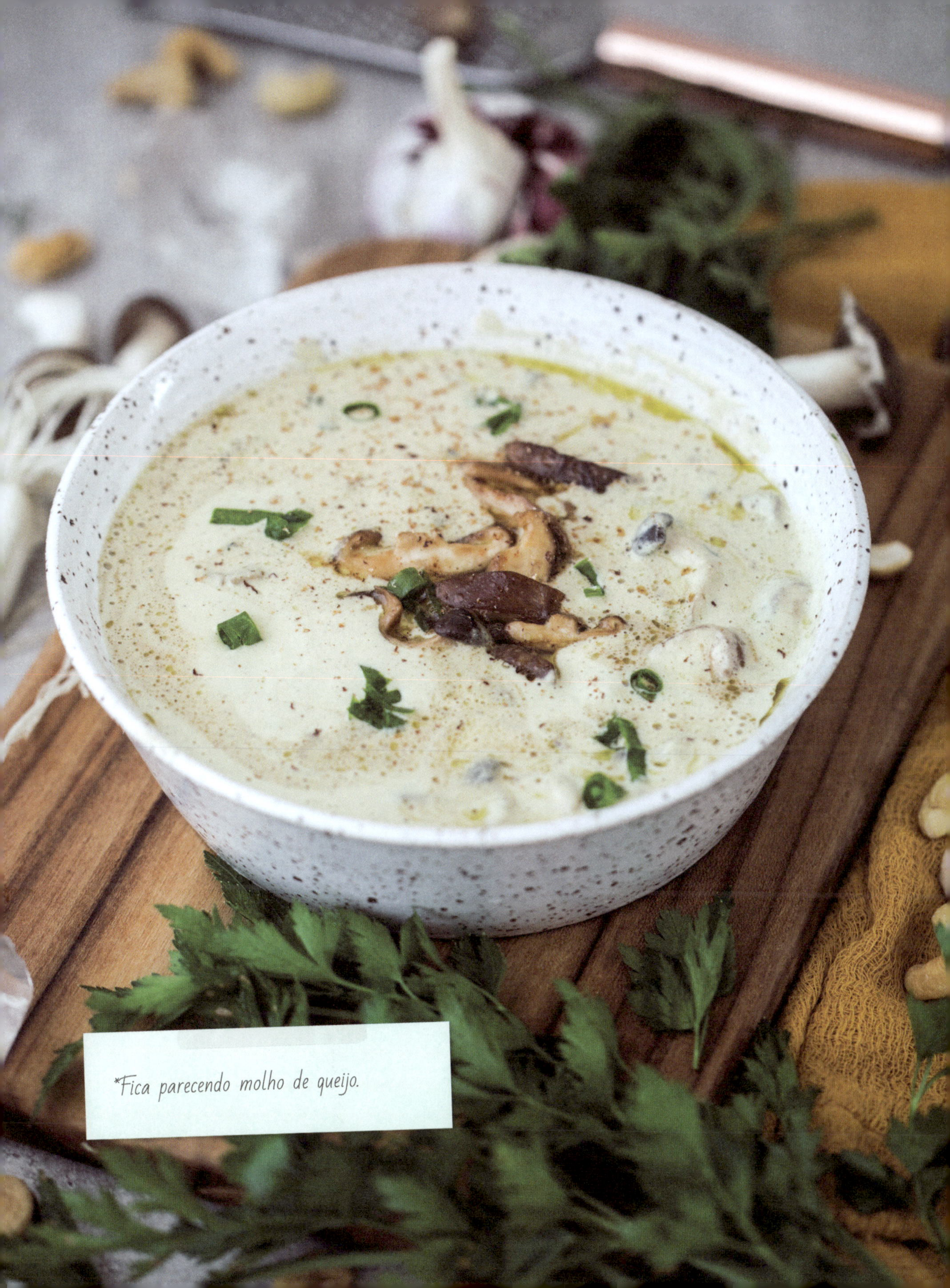

*Fica parecendo molho de queijo.

Torta-quiche de cebola caramelizada no melado balsâmico

Ingredientes da massa

1 xícara (chá) de abóbora-cabotiá assada

2 colheres (sopa) de farinha de grão-de-bico

3 colheres (sopa) de farinha de amêndoas

1 colher (sopa) de azeite

1 colher rasa (café) de sal

Pitada de canela

se a abóbora for cozida, você terá que aumentar a quantidade de farinhas, porque ela ficará mais aguada.

Ingredientes do recheio

100 g tofu

2 colheres (sopa) de inhame cozido

1/2 cebola pequena

1 dente de alho

1 colher (chá) de levedura nutricional

1 colher (café) de sal

1 colher (sopa) de azeite

2 colheres (sopa) de água

Ingredientes da cebola caramelizada

1/2 cebola

1 colher (sopa) de vinagre balsâmico

1 colher (café) de melado de cana

1 colher (sopa) de shoyu

Modo de fazer

Misture os ingredientes da massa com as mãos. Ela deve ficar úmida e gostosa de trabalhar. Modele em uma fôrma de fundo removível untada com óleo de coco.

Bata todos os ingredientes do recheio em um liquidificador (ou processador), despeje e leve ao forno por 15 minutos, a 200°C.

Enquanto isso, faça a cebola caramelizada cortada em fatias. Leve a uma frigideira para caramelizar com o vinagre balsâmico, o melado de cana e o shoyu. Será bem rápido, só até ela ficar transparente.

Tire a torta do forno, cubra com as cebolas caramelizadas e volte ao forno por mais 15 minutos.

Dica: o recheio pode ser substituído por qualquer uma das receitas de queijos deste livro!

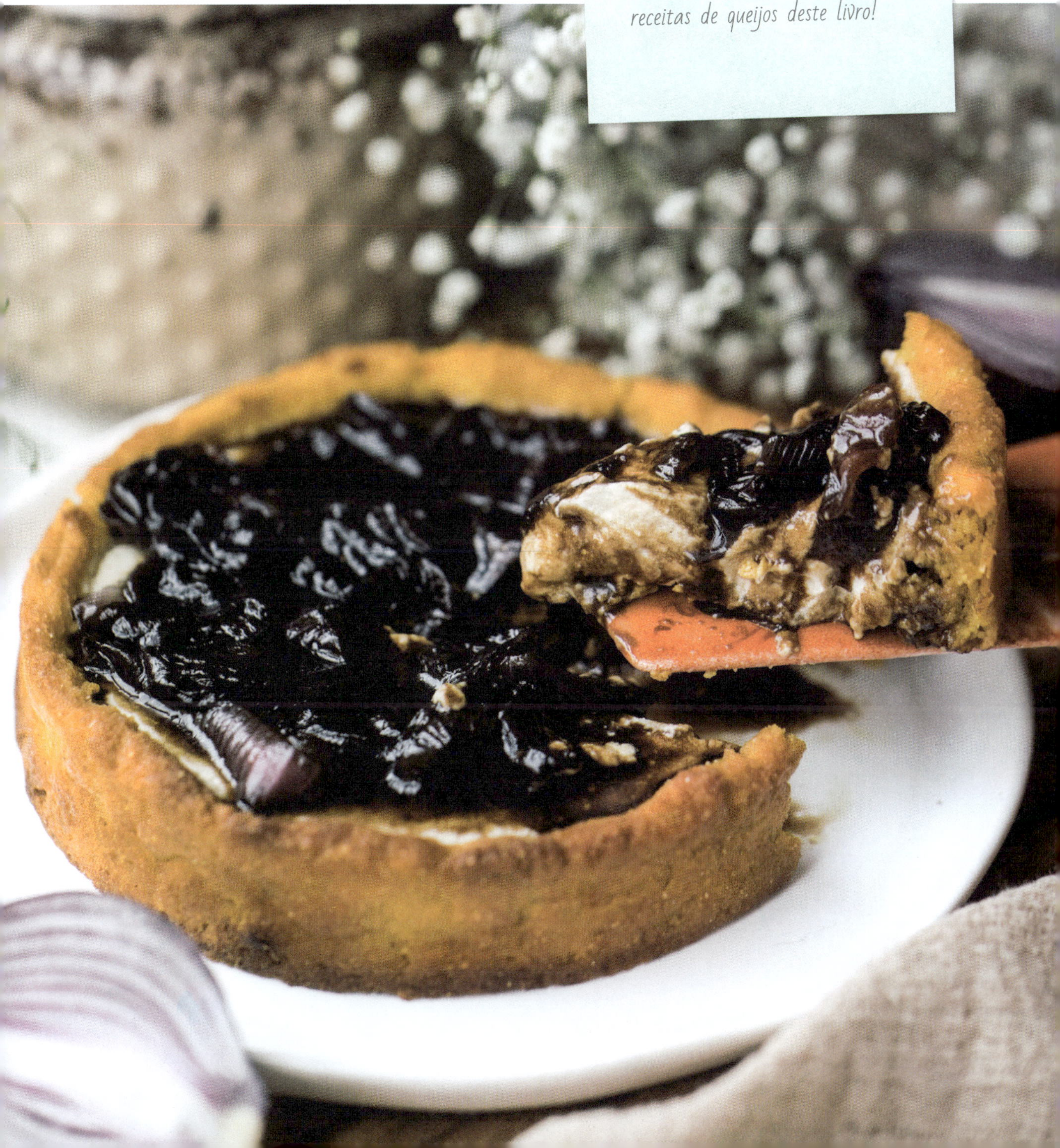

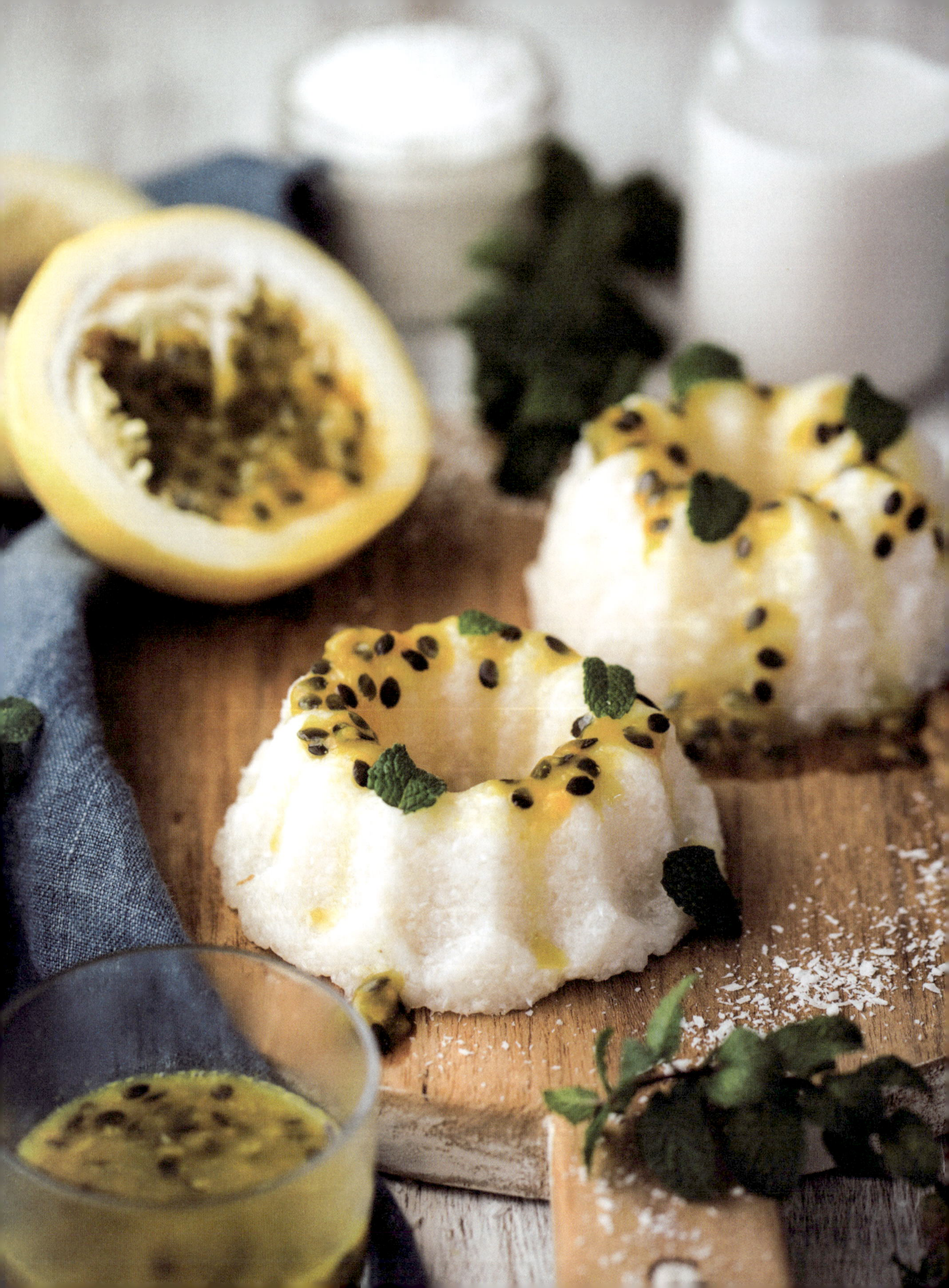

Pudim de tapioca com calda de maracujá e hortelã

Ingredientes do pudim

1 l de leite vegetal

1 xícara (chá) de açúcar demerara (ou 1 xícara e 1/2 de eritritol)

100 g de coco ralado

1 xícara e 1/2 de tapioca granulada

Ingredientes da calda

Polpa natural de 2 maracujás

1 xícara (chá) de água

2 colheres (sopa) de açúcar demerara pulverizado

Modo de fazer

Leve todos os ingredientes do pudim a uma panela e, quando começar a fervura, vá adicionando a tapioca granulada. Continue mexendo por mais uns 30 segundos. Despeje numa fôrma de 16 cm untada com óleo de coco e leve à geladeira por 3 horas.

Enquanto isso, prepare a calda: numa panelinha, misture tudo e mexa até reduzir a 1/3 do volume. Depois de desenformar o pudim, derrame por cima e acrescente folhinhas de hortelã.

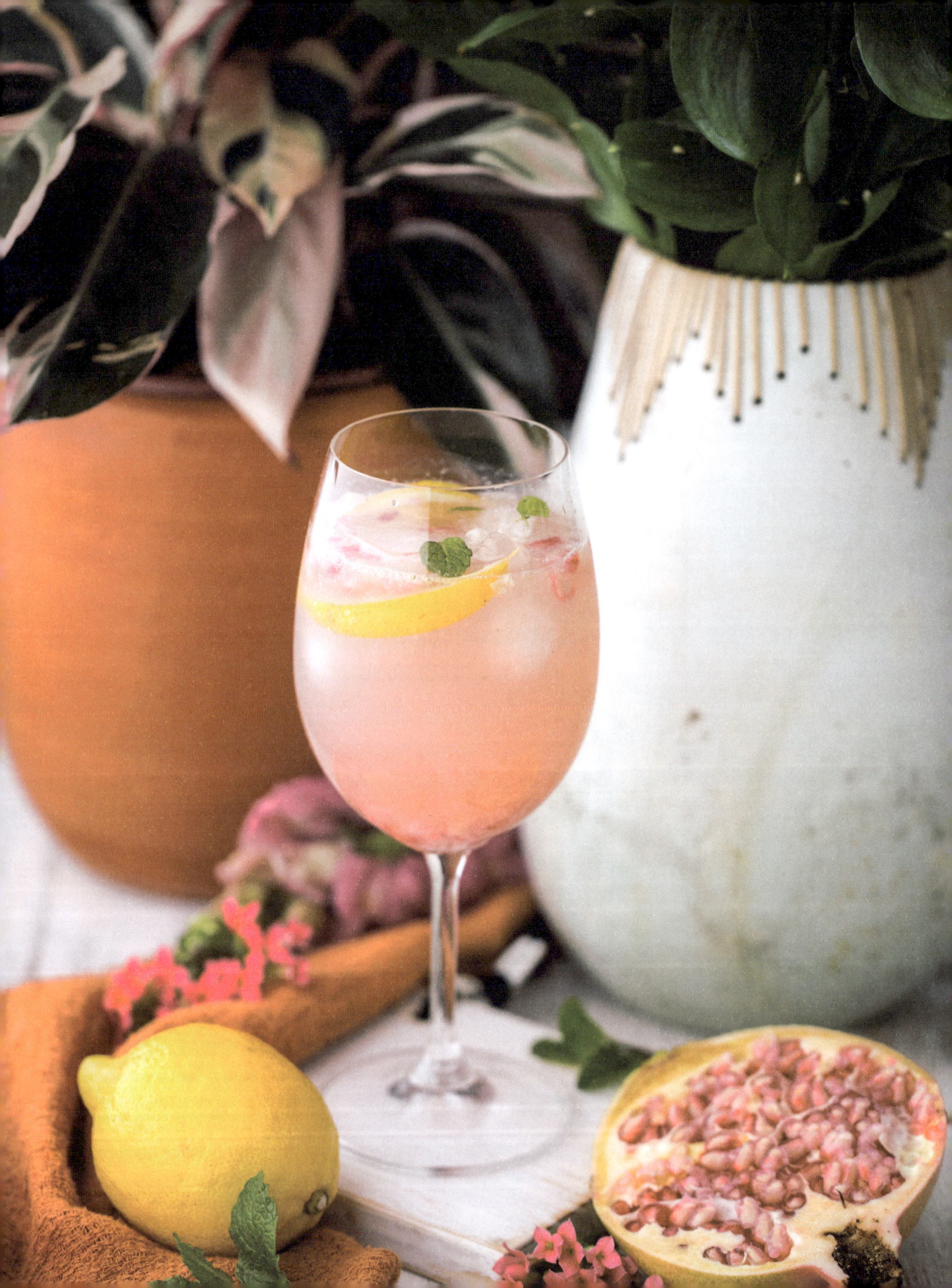

Drink sem álcool

Ingredientes

1 limão siciliano espremido (ou cravo ou tahiti)

6 folhinhas de hortelã

2 colheres (sopa) de romã (ou 1/2 maçã)

1/2 xícara (chá) de água

150 ml de água com gás

Modo de fazer

Bata tudo no liquidificador, exceto a água com gás. Coe. Acrescente a água gaseificada.

Adicione 3 pedras de gelo, folhinhas de hortelã e sementes de romã.

Sirva.

Dê preferência à água naturalmente gaseificada.

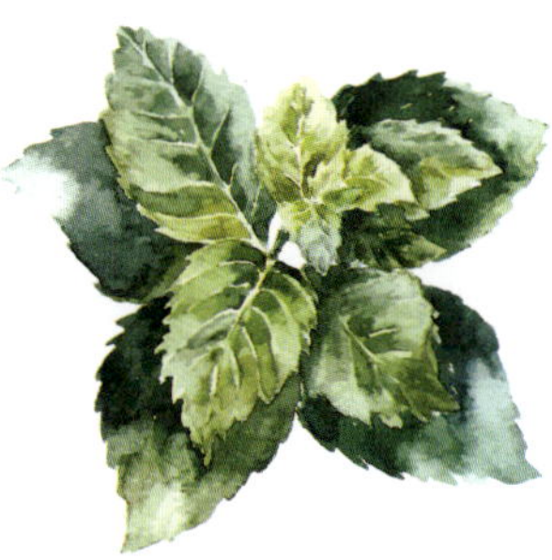

Torta rústica de chocolate

Essa torta é muito mais do que uma sobremesa e pode substituir até uma refeição, tamanha a densidade nutricional que possui!

Ingredientes da massa

2 xícaras (chá) de feijão-branco cozido *(sem o caldo e amassado)*

1 xícara e 1/2 de farinha de arroz

3 colheres (sopa) de flocos de amaranto

2 colheres (sopa) de farinha de linhaça dourada

1/3 de xícara (chá) de azeite

2 colheres (sopa) de melado de cana

3 colheres (sopa) de açúcar de coco *(ou demerara)*

1 colher (chá) de bicarbonato de sódio

Ingredientes do recheio

1 xícara (chá) de grão-de-bico cozido *(ou de feijão-branco)*

200 g de chocolate 70% cacau derretido *(sem leite)*

100 ml de leite vegetal

2 colheres (sopa) de óleo de coco

3 colheres (sopa) de açúcar de coco

1/2 xícara (chá) de castanha-de-caju picada *(ou nozes)*

Modo de fazer

Prepare a massa. Misture tudo com as mãos. Ela deve ficar gostosa de trabalhar como uma massinha de modelar, sem esfarelar ou grudar nos dedos. Modele o fundo e as laterais de uma fôrma de fundo removível untada com óleo de coco. Leve ao forno preaquecido por cerca de 25 minutos, a 200°C.

Parta para o recheio: bata tudo no liquidificador (ou processador) até virar uma pasta lisinha.

Tire a massa do forno, desenforme, deixe esfriar e preencha com o recheio. Leve à geladeira por 1 hora antes de servir. Cubra com nozes, castanhas picadas ou raspas de chocolate ou de laranja.

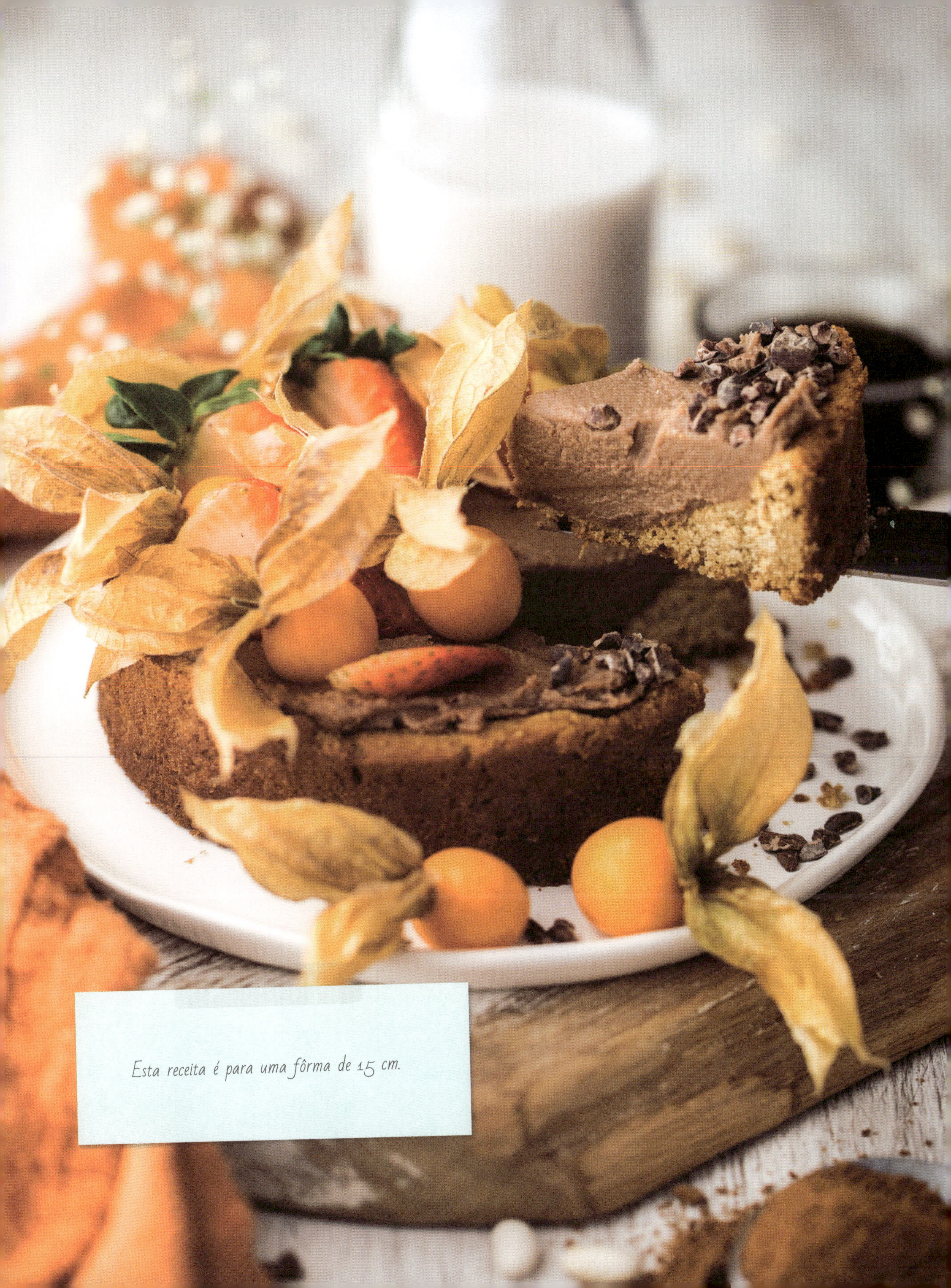

Esta receita é para uma fôrma de 15 cm.

Torta de banana proteica

Ingredientes da massa

2 colheres (sopa) de farinha de coco — *ou de amêndoas*

3 colheres (sopa) de farinha de grão-de-bico — *ou de arroz ou de amêndoas*

1 colher (sopa) de farinha de linhaça dourada — *ou 1 colher (chá) de polvilho doce*

1 colher (chá) de melado de cana

1 colher (chá) de açúcar de coco

1 colher (sopa) de azeite — *ou óleo de girassol orgânico*

2 colheres (sopa) de leite vegetal

1 colher (café) de bicarbonato

Ingredientes do recheio

1 banana amassada

2 colheres (sopa) de pasta de amendoim — *ou tahine*

1 colher (sopa) de flocos de amaranto

1 colher (sopa) de açúcar de coco

Canela em pó a gosto

Modo de fazer

Misture todos os ingredientes com as mãos até virar uma massinha de modelar. Modele numa fôrma individual de fundo removível (10 cm) untada com óleo de coco.

Para o recheio, misture tudo com um garfo e preencha a massa. Leve ao forno por uns 25 minutos, a 200°C.

Sirva gelada ou quente, como preferir.

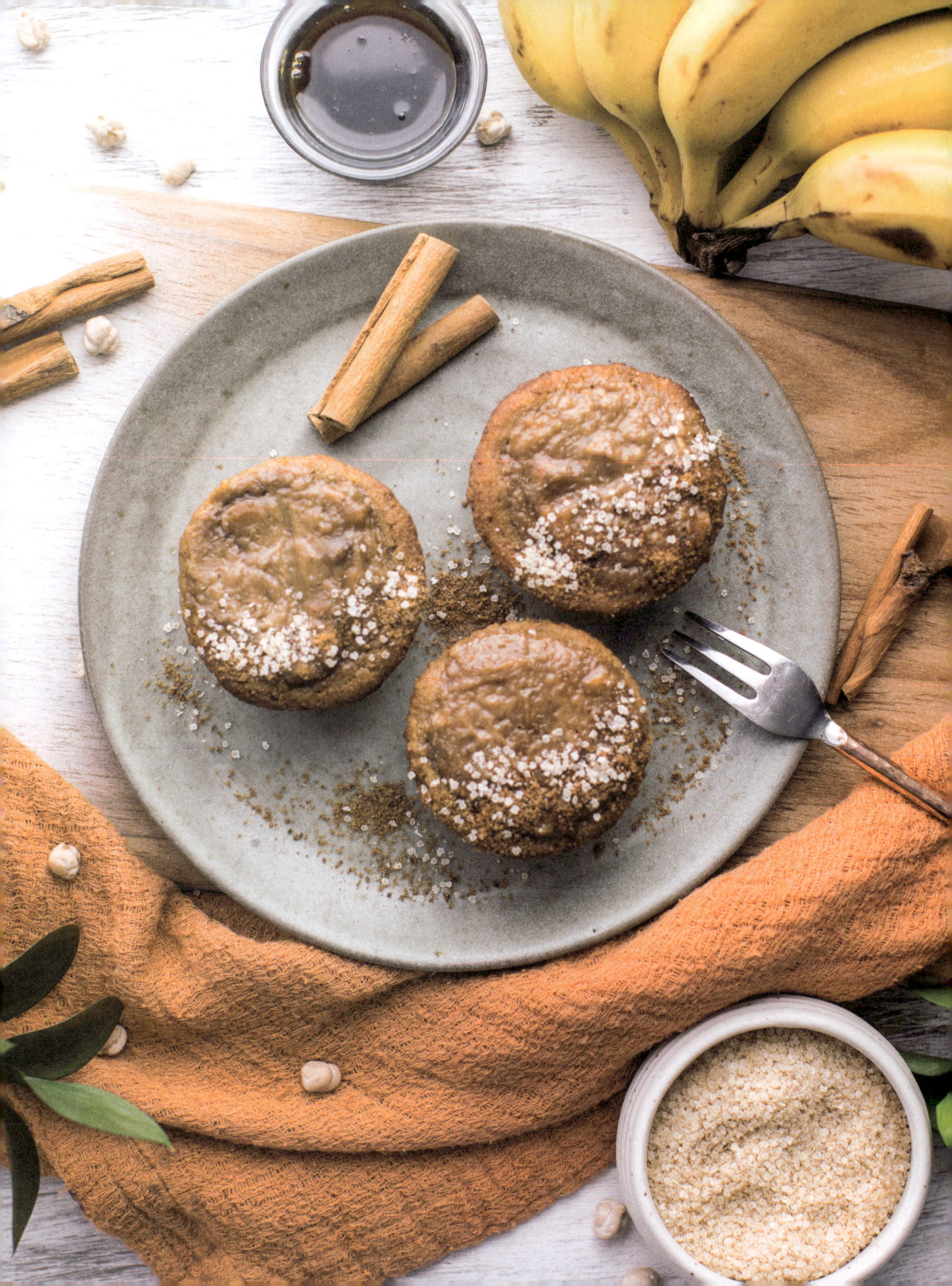

Pequenos milagres

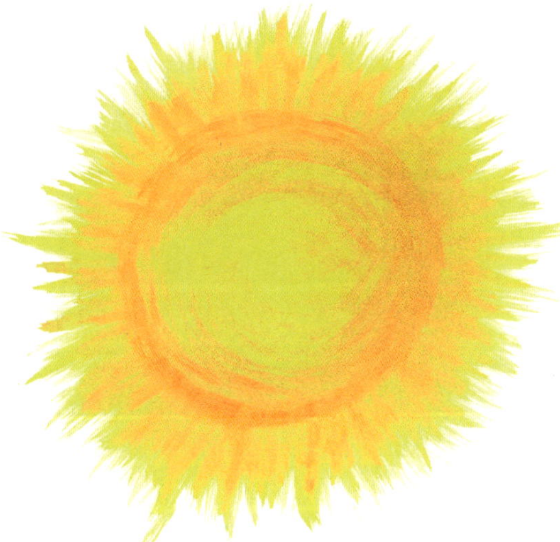

para começar o dia

Qual a diferença entre carnista e carnívoro?

A psicóloga americana Melanie Joy[1] explica que carnívoro é o animal que se alimenta de carne por necessidade de nutrientes e instinto.

Carnista é o ser humano que come carne por escolha, não por necessidade ou instinto. E essa opção tem sempre origem em crenças.

Mas o homem não é carnívoro? Não foi sempre assim?

Homens... Esses grandes caçadores de bandejas de supermercado...

Nossa estrutura fisiológica não é preparada para comer animais. Somos parecidos e temos similaridades com os herbívoros e frigívoros, não com os animais carnívoros.[2] Notem: não temos garras, não transpiramos pela língua, mas por milhões de poros. Não temos dentes caninos frontais afiados, temos molares para triturar alimentos vegetais (carnívoros não têm). Temos ácido estomacal muito mais fraco do que o dos carnívoros, temos as glândulas salivares bem desenvolvidas para a pré-digestão de cereais e frutas (carnívoros têm glândulas pequenas), nossa saliva é alcalina e temos ptialina para pré-digerir cereais (carnívoros têm saliva ácida e ausência de ptialina). Nossos intestinos humanos têm em média 10 vezes o tamanho de nosso corpo e são cheios de saliências para poderem absorver os nutrientes dos vegetais. Carnívoros têm intestino curto e liso para eliminar rapidamente a carne em estado de putrefação e não ficarem absorvendo bactérias e toxinas.

Será que o homem sempre comeu carne? Existem evidências de hieróglifos em cavernas nos polos tropicais que comprovam a alimentação vegetariana. Em polos gelados o consumo de animais era necessário. Se em determinado

1 https://www.carnism.org/

2 https://noticias.uol.com.br/ciencia/ultimas-noticias/redacao/2013/12/04/apesar-de-alta-em-consumo-de-carne-homem-e-mais-herbivoro-que-carnivoro.htm

momento de nossa evolução era determinante que a carne fizesse parte da alimentação, agora é exatamente o contrário. Se esta é a desculpa para continuar esses hábitos de destruição, podem abrir mão então de seus celulares e voltar para as cavernas.

A frase mais perigosa para a evolução de um planeta é: sempre foi assim. Só que assim não deu certo. Tivemos milhões de anos para evoluir, já está na hora de seguir em frente. E, para começar o dia com muita disposição para mudar o mundo, vou ensinar aqui algumas bebidas infalíveis. Tem até pré-treino!

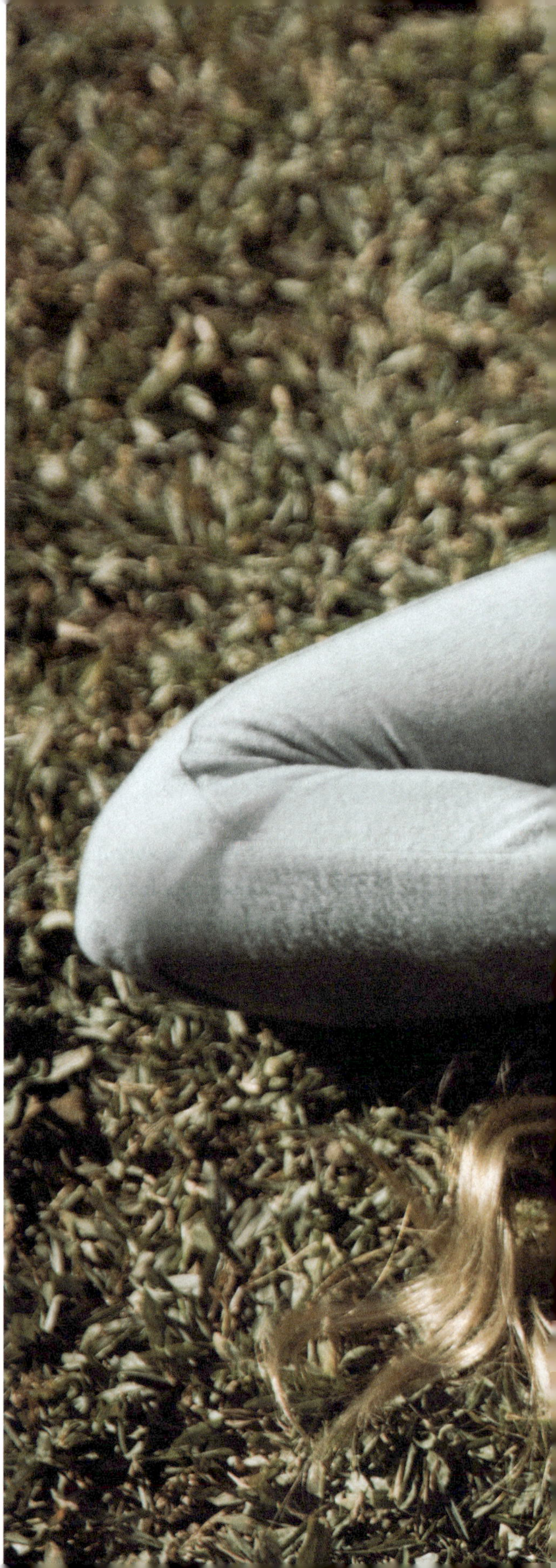

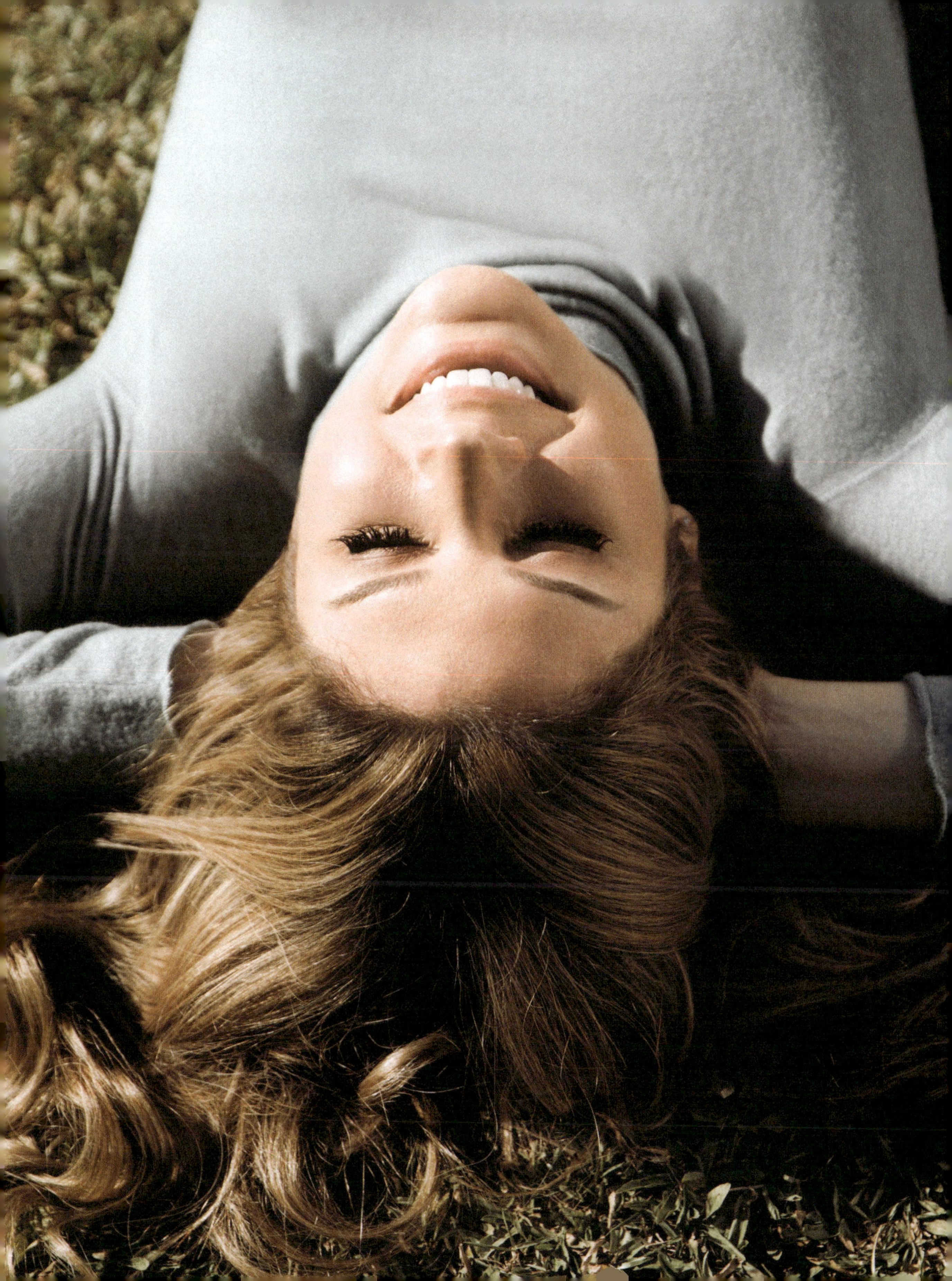

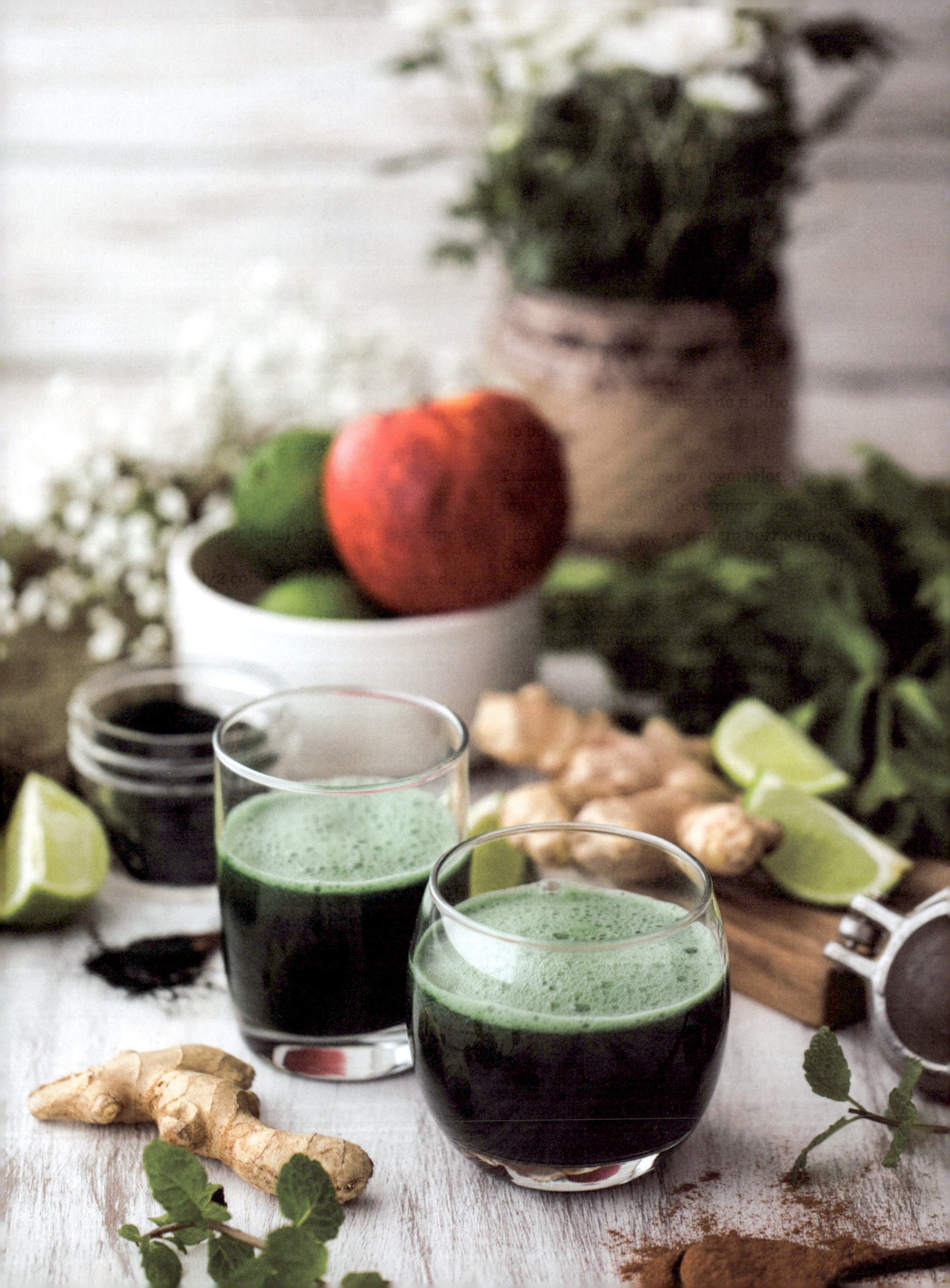

Suco verde para aliviar o estresse

Além de outros componentes maravilhosos, o salsão (aipo) é um verdadeiro milagre em forma de alimento: tem muito potássio, cálcio e magnésio, é estimulante, diurético, ajuda no ganho de massa muscular, é anti-inflamatório, ajuda a diminuir a pressão arterial e alivia o estresse.

Ingredientes

1 talo de salsão com as folhas (aipo)

1 limão espremido — *alcalinizante e a vitamina C vai ajudar na absorção dos outros nutrientes deste elixir mágico.*

10 folhinhas de hortelã — *para abrir as vias respiratórias e ajudar na oxigenação.*

1 maçã pequena — *tem quercetina e pectina, flavonoides desintoxicantes poderosos.*

1/2 (sopa) colher de spirulina em pó — *desintoxicante com aminoácidos e proteína.*

1 rodela de gengibre

1/2 colher (café) de canela em pó — *estimulantes e antioxidantes.*

300 ml de água de coco — *ou 300 ml de água e 1/2 colher (café) de óleo de coco*

Modo de fazer

Bata tudo em um liquidificador ou em um mixer. Pode coar se quiser uma absorção rápida, mas não jogue o resíduo fora! Ele será usado numa receita de panquecas na página 107.

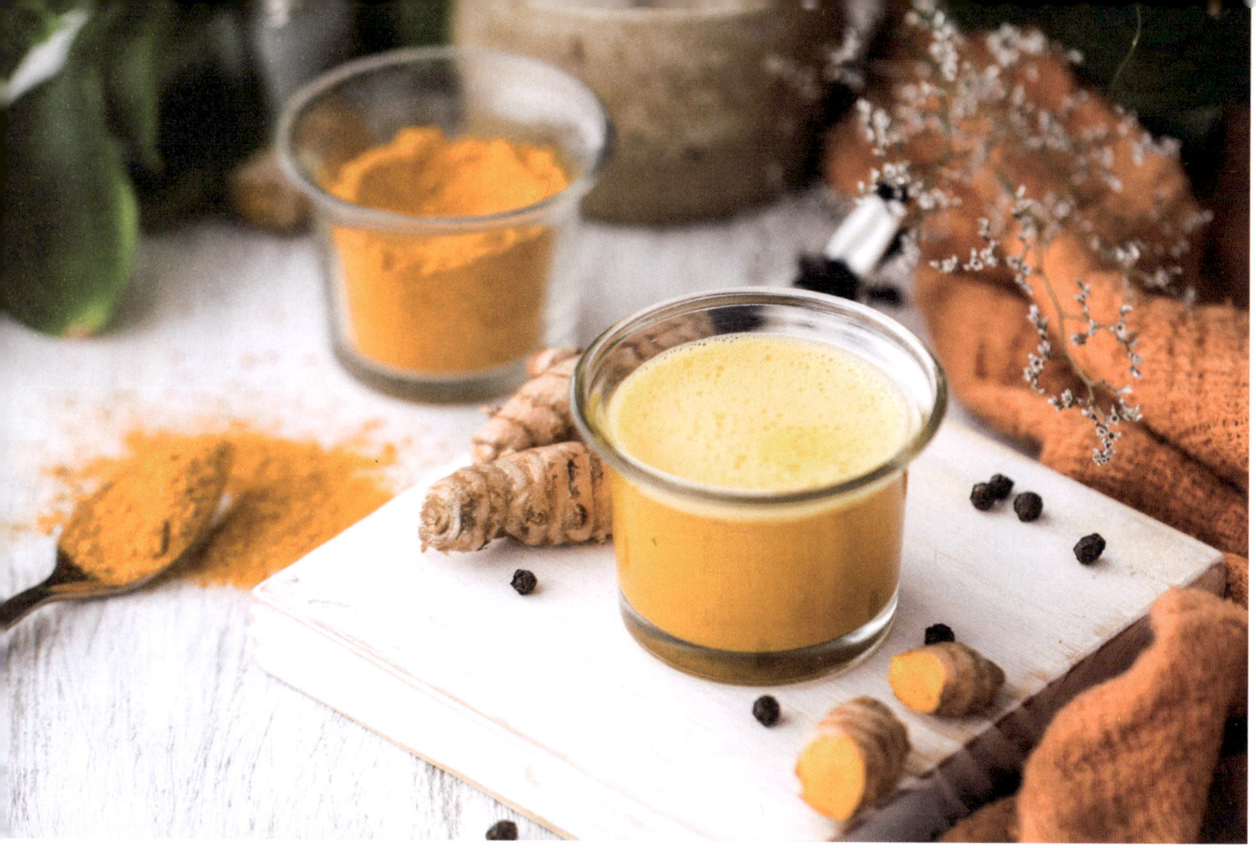

Shot dourado

A cúrcuma é o maior anti-inflamatório da natureza (curcumina). Para ajudar em sua absorção e ultrapassar a barreira intestinal, colocamos uma pitadinha de pimenta-do--reino (piperina).

Ingredientes

1 limão

1 colher (café) de cúrcuma em pó pura descascada *(ou 2 cm dela fresca)*

1 pitada de pimenta-do-reino

Modo de fazer

Misture bem todos os ingredientes e pronto! Se achar o gosto muito forte, dilua em um pouco de água.

As próximas quatro receitas são de bebidas pré-treino. Ou não: elas são tão deliciosas que você vai querer beber mais vezes!

Smoothie de café

Ingredientes

1 banana congelada, sem casca e em rodelas

1 xícara (chá) de café coado

1 colher (café) de canela

1/2 colher (café) de gengibre em pó

1 colher (café) de óleo de coco

uso o que esfria e sobra

Modo de fazer

Bata tudo no liquidificador e se emocione.

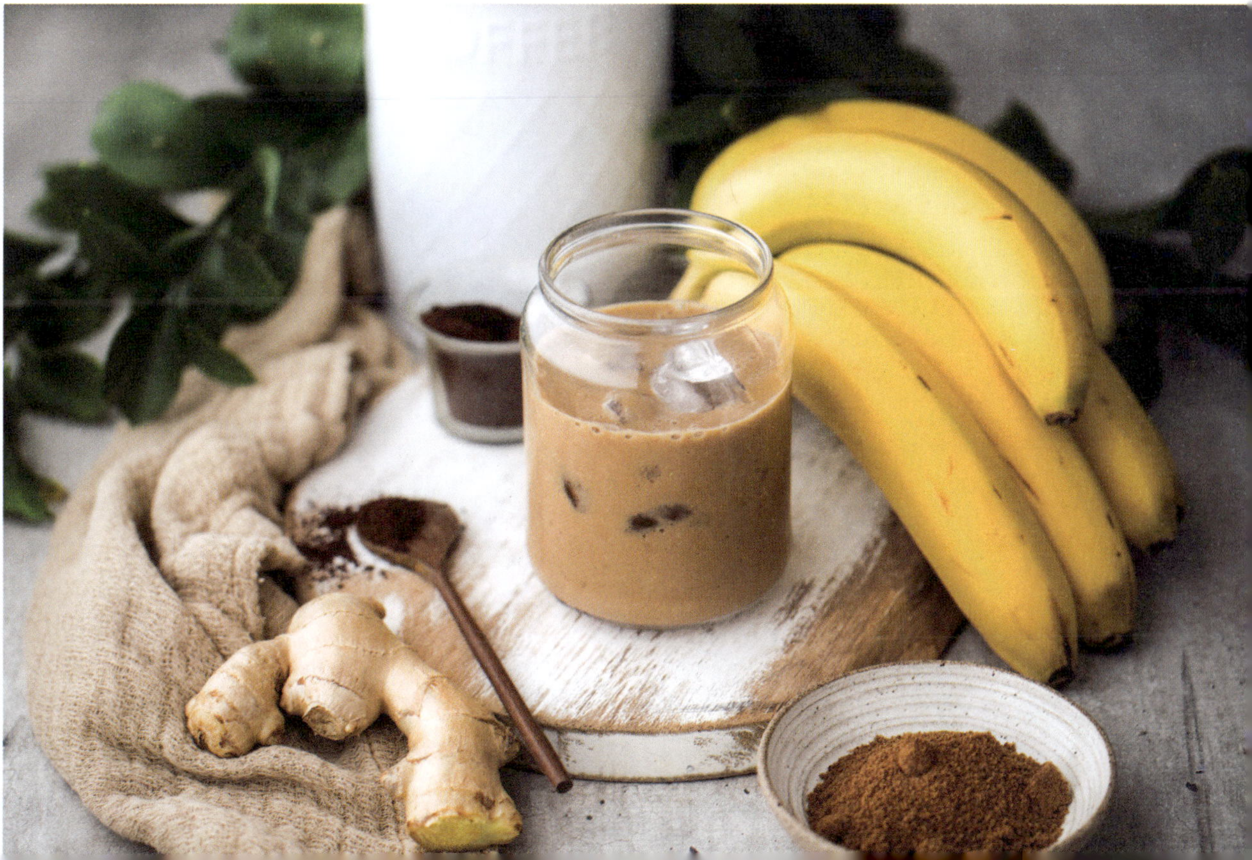

Vitamina de abóbora

Ingredientes

200 ml leite de semente de abóbora

1/2 xícara (chá) de abóbora-cabotiá assada (sem casca)

1/2 colherzinha (café) de cardamomo

Pitada de pimenta-do-reino

1/2 colher (café) de gengibre

1/2 colher (café) de canela

1 colher (sopa) de açúcar de coco (ou adoce como desejar)

Modo de fazer

Bata tudo muito bem no liquidificador. Está pronto!

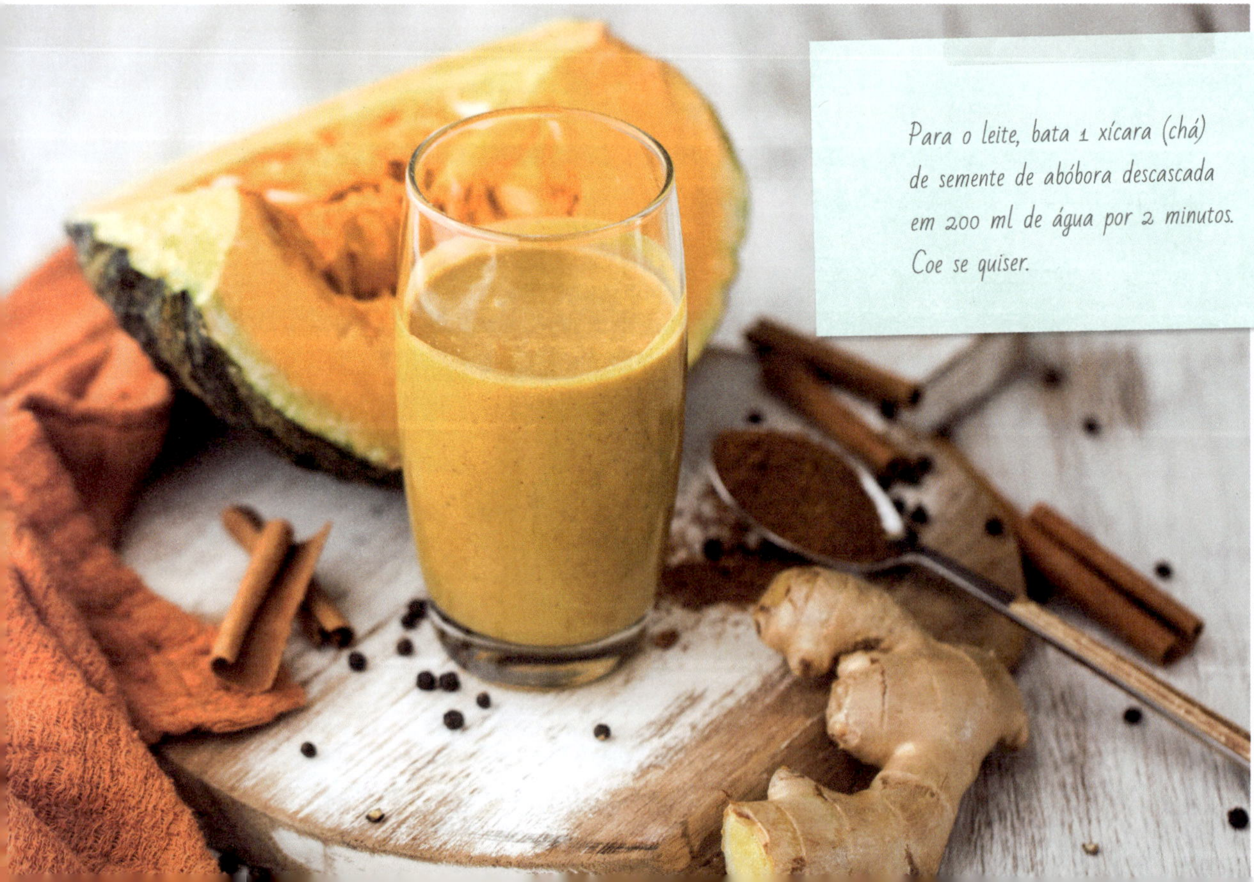

Para o leite, bata 1 xícara (chá) de semente de abóbora descascada em 200 ml de água por 2 minutos. Coe se quiser.

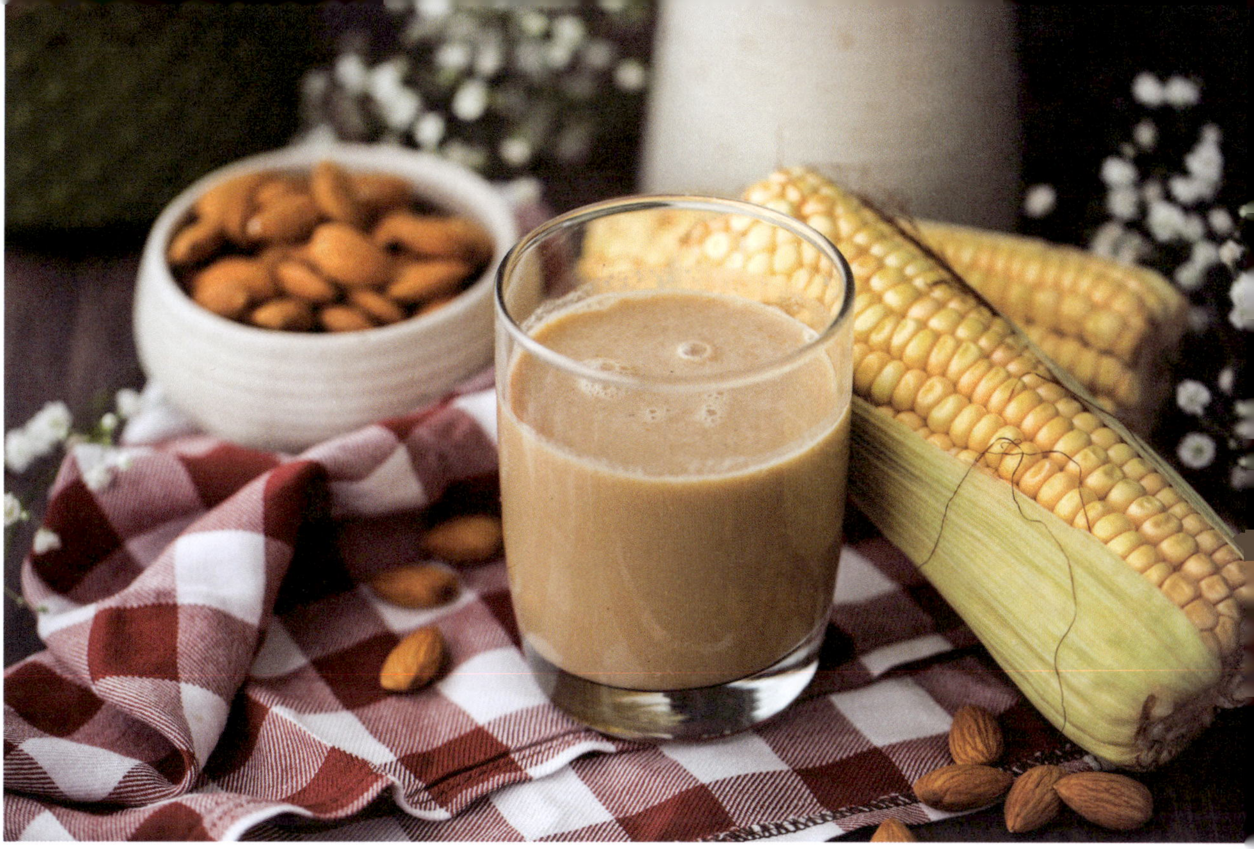

Suco de milho

Este é o suco de todas as paradas nas estradas de São Paulo. São deliciosos, mas levam leite de vaca e muuuuuito açúcar. Fico sempre desejando um. Um dia, cheguei de viagem e fiz a minha receita. Ficou incrível!

Ingredientes

- 100 ml de leite de milho (receita na página 61)
- 100 ml de leite de amêndoas
- 2 colheres (sopa) de açúcar de coco

Modo de fazer

Bata no liquidificador.

Está pronto!

Cappuccino gelado

temos receitinhas maravilhosas a partir da página 60

Ingredientes

1/2 xícara (chá) de café coado

1 xícara (chá) de leite vegetal da sua preferência

1 colher (chá) de cacau em pó

2 tâmaras hidratadas

2 pedras de gelo

o cappuccino original italiano não leva cacau. Esse é o abrasileirado

ou 1 colher (chá) de açúcar de coco ou 6 gotas de estévia ou de eritritol

Modo de fazer

Bata tudo no liquidificador. Reação: você vai querer tomar todo dia.

Dicas:

- Evite tomar café ao longo das refeições. Segundo nutricionistas, ele pode interferir na absorção do cálcio, do ferro e da vitamina C.
- Se quiser tomar quente, é só não colocar gelo e esquentar.

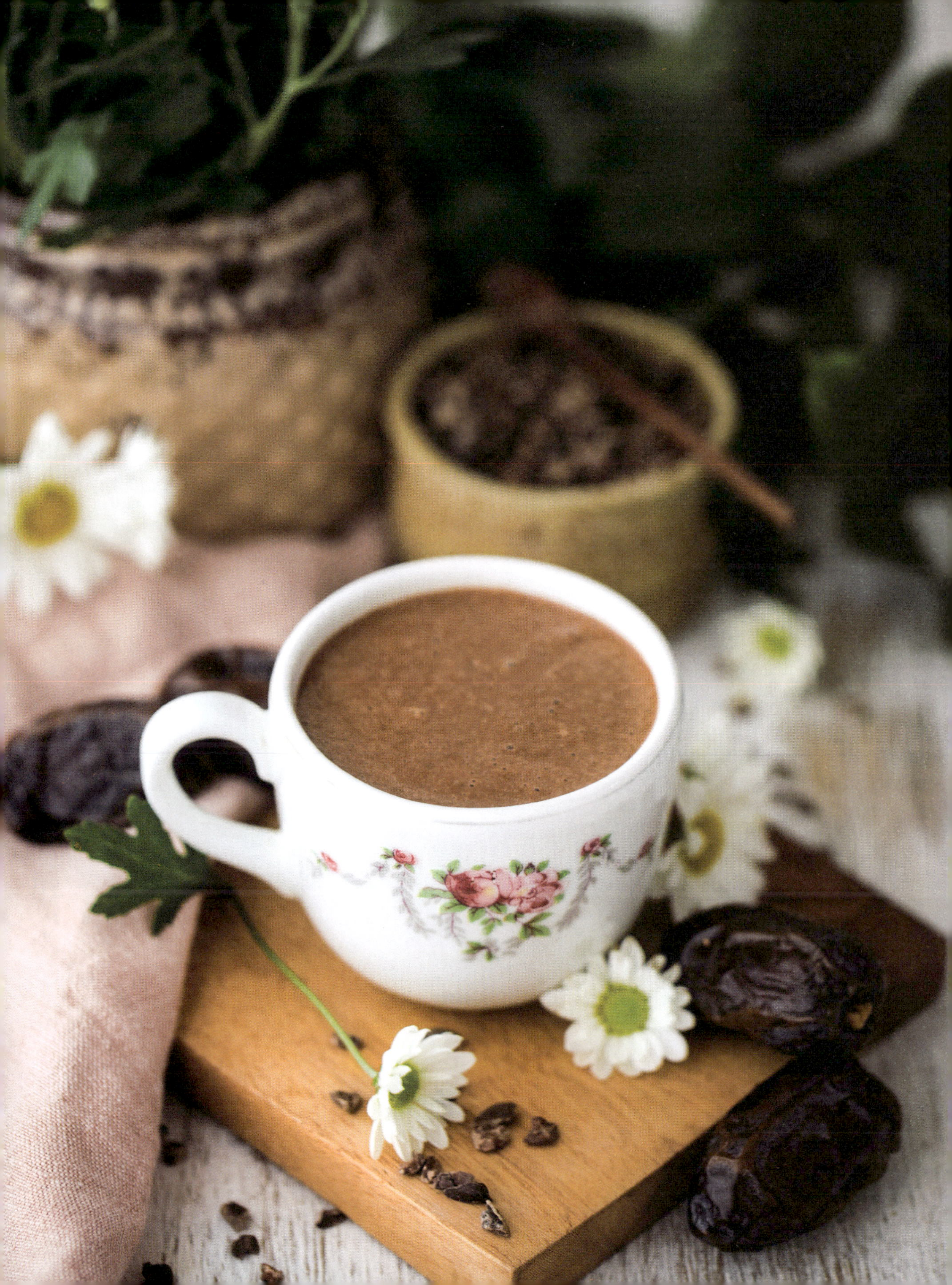

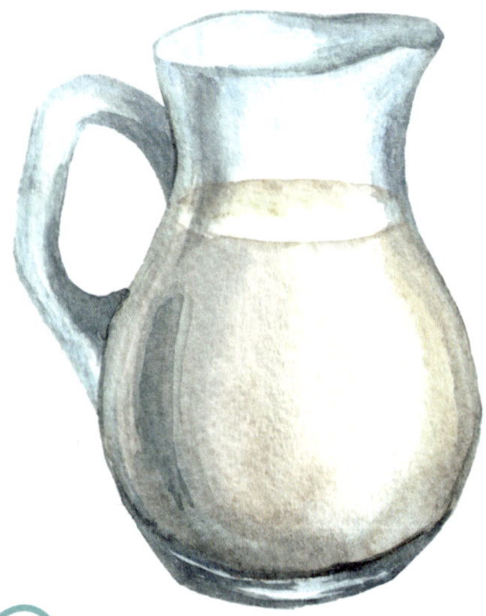

Leites vegetais

Quais as fontes vegetais de cálcio?

Os alimentos vegetais da natureza são perfeitos. Neles, os nutrientes estão equilibrados para que sejam mais absorvidos. Os que contêm elevada concentração de cálcio, trazem também o magnésio, que faz o cálcio ser mais biodisponível.

Algumas fontes de cálcio: feijão-branco, tofu, gergelim, tahine, brócolis, manjericão, nozes, linhaça, alho, espinafre, aveia, grã-de-bico, chia, rúcula, agrião, couve, amêndoas, ameixa seca.

Por que não posso tomar leite ou comer queijo?

Antes de tudo, não é não poder. É não querer. Veganos amam queijo, apenas escolhem não comer por compaixão e empatia ao sofrimento animal e à degradação do meio ambiente gerada pela indústria. A indústria do leite que produz o queijo, o sorvete, o leite condensado, a manteiga, o iogurte e o creme de leite é tão ou mais cruel que a indústria da carne. A realidade não funciona como vemos no sítio do avô da amiga que tem 3 vaquinhas na estrebaria com nome e sininho no pescoço. Infelizmente mais de 95% da produção de leite não vem de vacas ouvindo música clássica.

Na indústria a vaca é inseminada artificialmente sem gentilezas (isso soa como um estupro, não? E olha que falei suavemente). Quando seu bebê nasce, é afastado de sua mãe para que o leite produzido para ele vire o brigadeiro que você come. Ele fica dias passando fome, medo, frio e berrando por sua mãe, e ela por seu filho. Se ele for macho, será morto logo para virar a carne que se compra na bandeja do mercado ou açougue. A carne macia é a carne nova. A pele vai virar bolsa ou sapato. O couro considerado bom é o jovem também. E seu estômago vai virar queijo. No grupo de coagulantes de origem animal, o coalho de bezerro ou vitelo é considerado o mais adequado para a fabricação de queijos, pois eles têm maior quantidade de quimosina em seu estômago, que é a enzima usada para coalhar o leite. Existem hoje coagulantes mais modernos produzidos com as mesmas enzimas, porém provenientes da fermentação de leveduras em laboratório.

As mamas das vacas inflamam e desenvolvem mastite por causa dos machucados provocados pelas máquinas que extraem os leites. Então no leite se encontram sangue e pus em quantidade permitida por padrões de qualidade usados mundialmente pelas indústrias para monitorar a quantidade dessas substâncias e aferir a qualidade do leite. Além de corantes para disfarçar a cor rosa, hormônios, conservantes etc. Se sangue e pus existem, é porque alguém estava machucado, porque alguém estava torturando, porque alguém está pagando pra isso. E você toma? Eca.

Como isso pode te fazer bem? Você daria isso para seu filho? Não à toa uma grande parte das crianças está nascendo intolerante e alérgica. Evolução. Nem os genes aguentam mais.

O queijo tem betalactoglobulina, caseína e alfalactoalbunina, proteínas que o ser humano não é capaz de digerir por questões biológicas e podem desencadear processos inflamatórios e alérgicos. O consumo de leite animal pode prejudicar o sistema imunológico desencadeando doenças como problemas autoimunes, gastrointestinais, respiratórios, dermatológicos, entre outros.

Tanto leite vegetal delicioso sem nada de ruim e que só pode te fazer bem, experimenta! A produção de um copo de leite de vaca gera até três vezes mais emissões de gases do efeito estufa do que a produção de um copo de leite vegetal.

São tantas as opções pra você variar e fazer em casa baratinho, como leite de: aveia, coco, amendoim, semente de melão, amêndoas, castanhas, soja, semente de girassol, semente de abóbora, macadâmia, gergelim, milho... Basicamente é bater no liquidificador e coar.

Mas por que se chama leite se não é leite?

Porque tem cara de leite, gosto de leite e centenas de bilhões de animais que morrem por ano vítimas da indústria do leite precisam que seja chamado assim. Explico: o ser humano não quer perder nada... Se ele acha substitutos para o que está acostumado, a troca é mais fácil. A vida inteira chamamos leite de coco de leite, leite de soja, leite de magnésia, leite de aveia, chamamos a seiva das árvores de leite, não é?

Definição de "leite" no dicionário Michaelis, itens 3 e 4:

3. seiva branca encontrada em algumas frutas e plantas;

4. tudo o que parece leite.

No dicionário Houaiss, itens 2 e 3:

2. seiva branca com a aparência do leite e que se encontra em certos frutos (figo, mamão verde etc.), certas plantas (seringueira, coroa-de-cristo, curupitã etc.);

3. líquido, emulsão, preparado que tem a aparência do leite.

E vamos nessa!

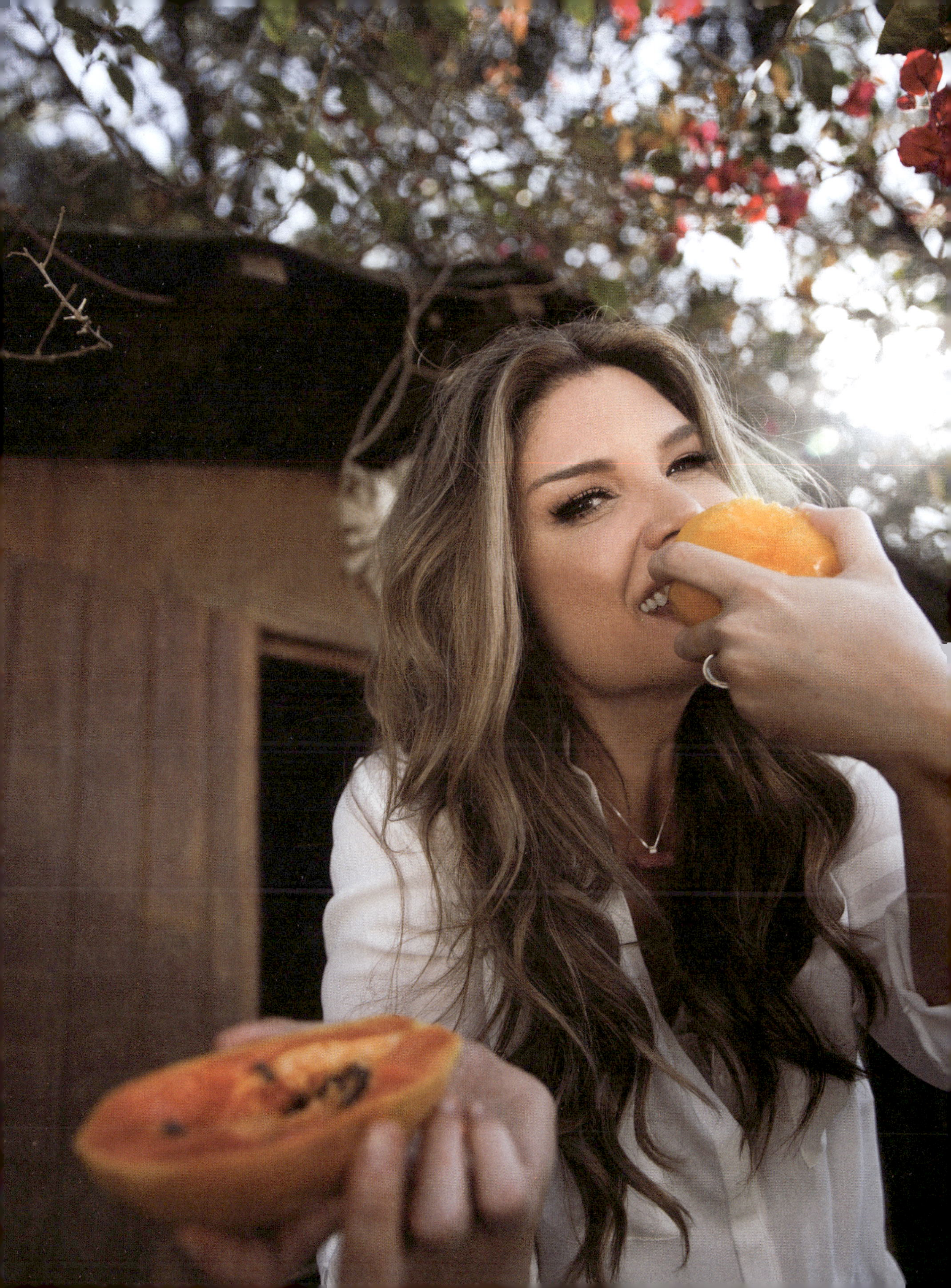

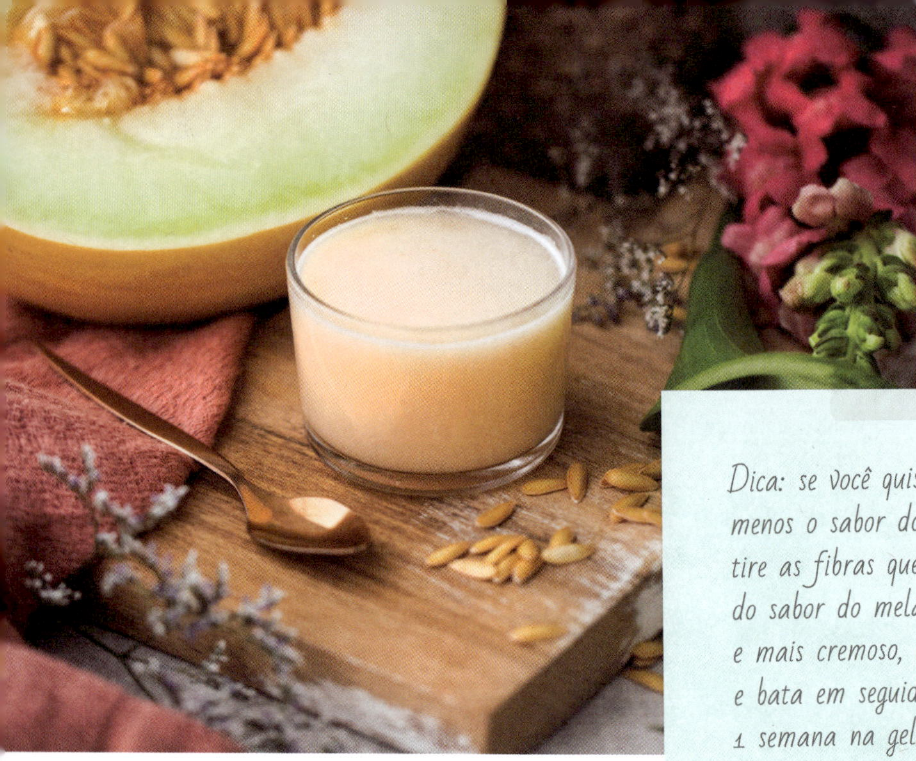

Dica: se você quiser menos doce e sentir menos o sabor do melão, lave as sementes e tire as fibras que as envolvem. Se você gosta do sabor do melão, e quiser mais docinho e mais cremoso, tire as sementes da fruta e bata em seguida com a água. Dura até 1 semana na geladeira. Ah, e não precisa deixar a semente de molho.

Leite de semente de melão

Se as sementes vão gerar o alimento, então imagine a quantidade de nutrientes que elas contêm. Mais do que a polpa! Elas têm selênio, potássio, zinco, fibras, carotenoides, vitamina A, K, E, B12, B6, entre outros.

E se você joga as sementes fora, esse leite sai de graça, certo?

Ingredientes

1/2 xícara (chá) de semente de melão

1 xícara (chá) de água

Modo de fazer

No liquidificador, bata por 2 minutos. Coe.

Leite de milho

Ingredientes

1 xícara de milho cozido

180 ml de água

Modo de fazer

Bata no liquidificador. Coe.

Você ainda pode fazer leite de aveia, castanhas, gergelim, inhame, amêndoa, macadâmia, coco. É o mesmo processo.

Dica: o resíduo pode ser usado na receita de bolo de milho na página 144.

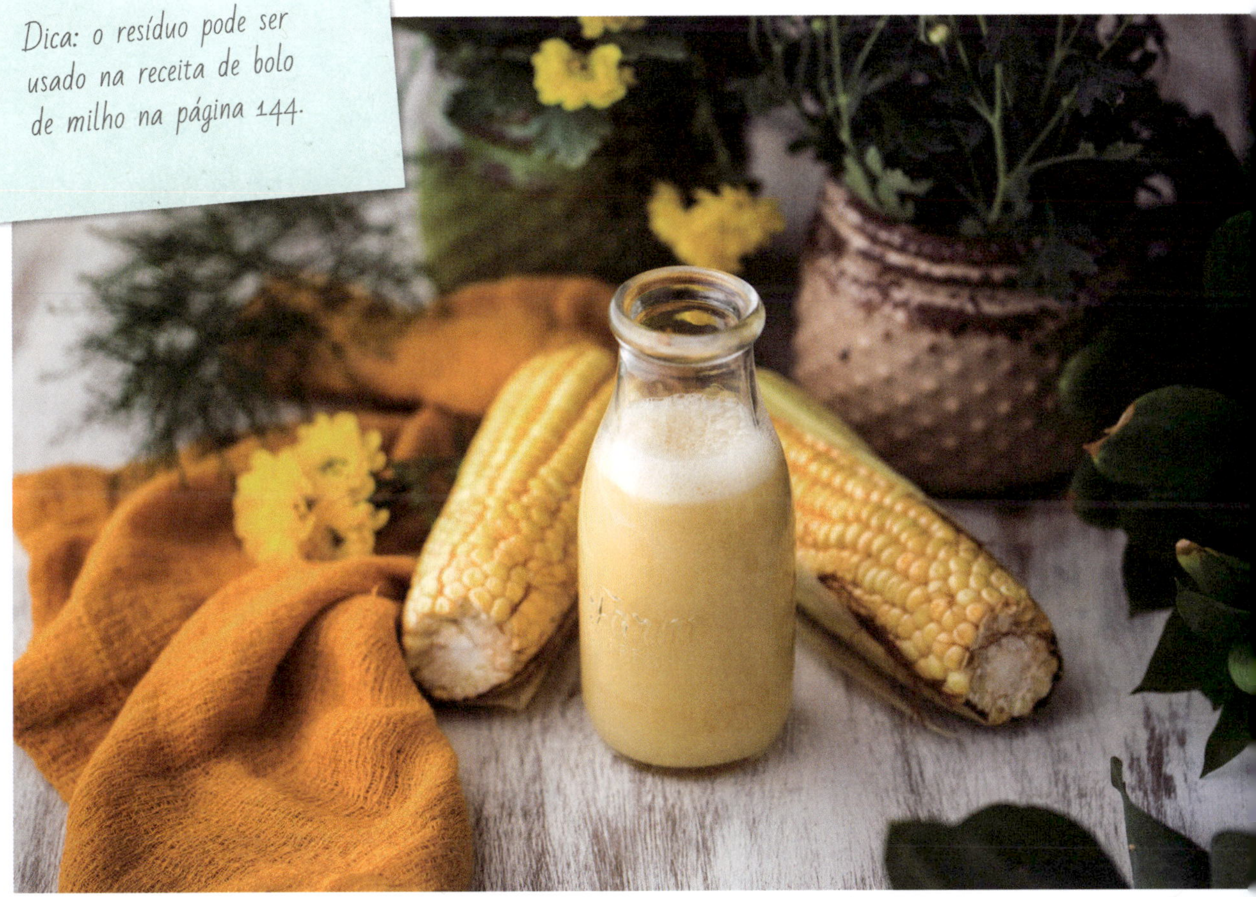

O que usar para substituir o creme de leite?

Depende muito da receita em que você quer substituí-lo.

Pode usar:

- Polpa de coco verde batida
- Biomassa de banana verde
- Pasta de castanha-de-caju
- Creme de tofu

temos a receita no *Diário de uma vegana*

é só processar a castanha até virar pasta

Queijo cremoso de painço

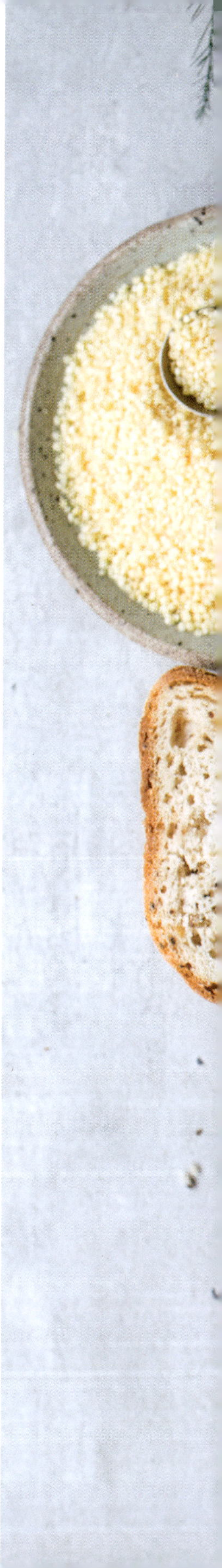

Ingredientes

2 xícaras (chá) de painço em grãos descascado

2 xícaras (chá) de castanha-de-caju sem sal

hidratada por 8 horas

1 colher (chá) de mostarda de dijon

1 colher (chá) rasa de sal

1/3 de xícara (chá) azeite

1 colher (sopa) de levedura nutricional

1 colher (café) de cúrcuma em pó

1 g de pimenta-do-reino moída

ajuda na absorção da cúrcuma

2 colheres (chá) de limão espremido

1/2 l de água

Modo de fazer

Cozinhe em fogo baixo o painço na água até virar uma papa ou até os grãos ficarem bem molinhos. Não precisa deixar os grãos de molho, pois o painço tem pouco fitato, e por isso cozinha muito rápido.

Bata todos os ingredientes no liquidificador ou processador até virar um creme liso e espesso. Acerte o sal a seu gosto.

Conserve em geladeira.

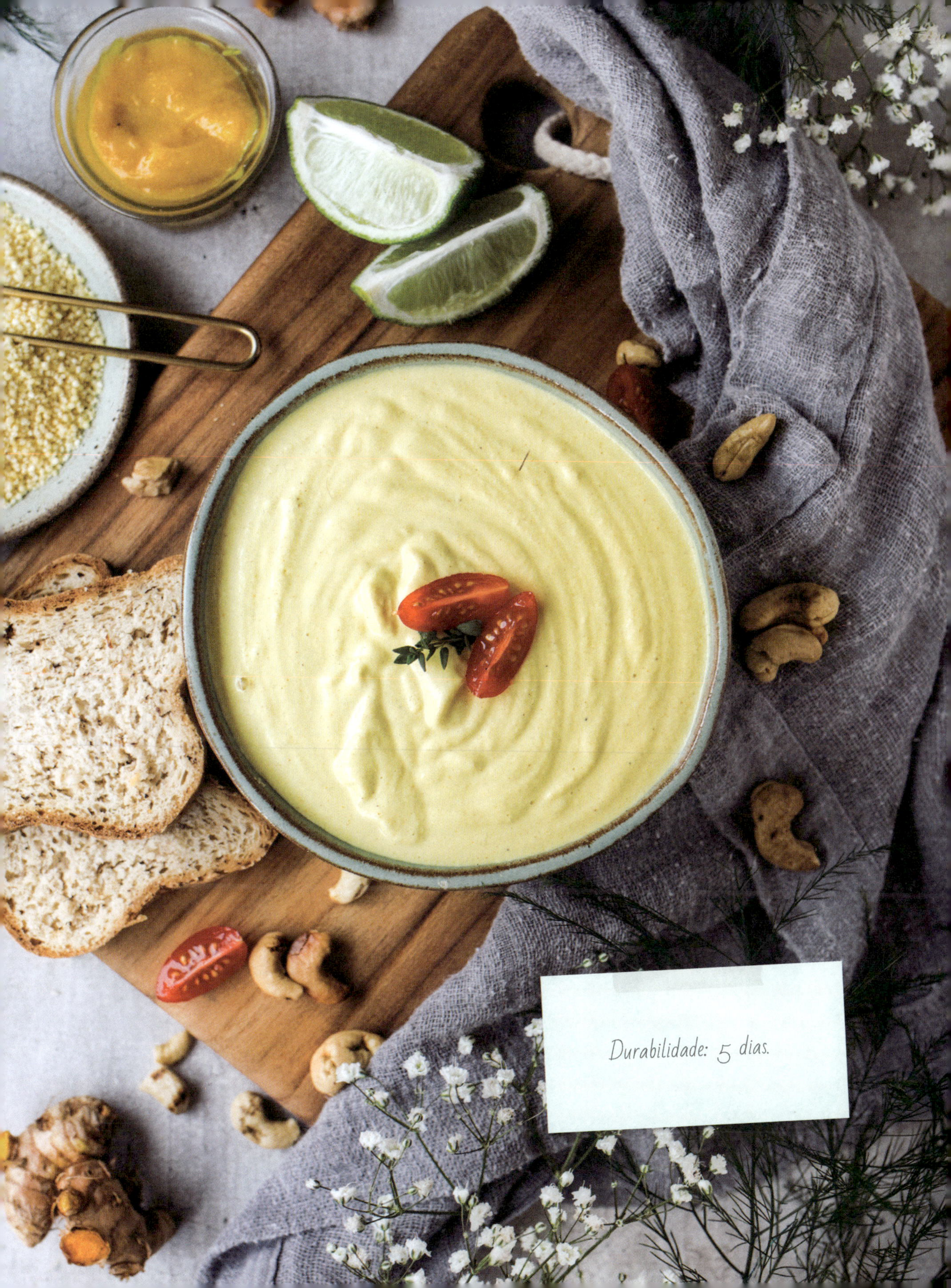
Durabilidade: 5 dias.

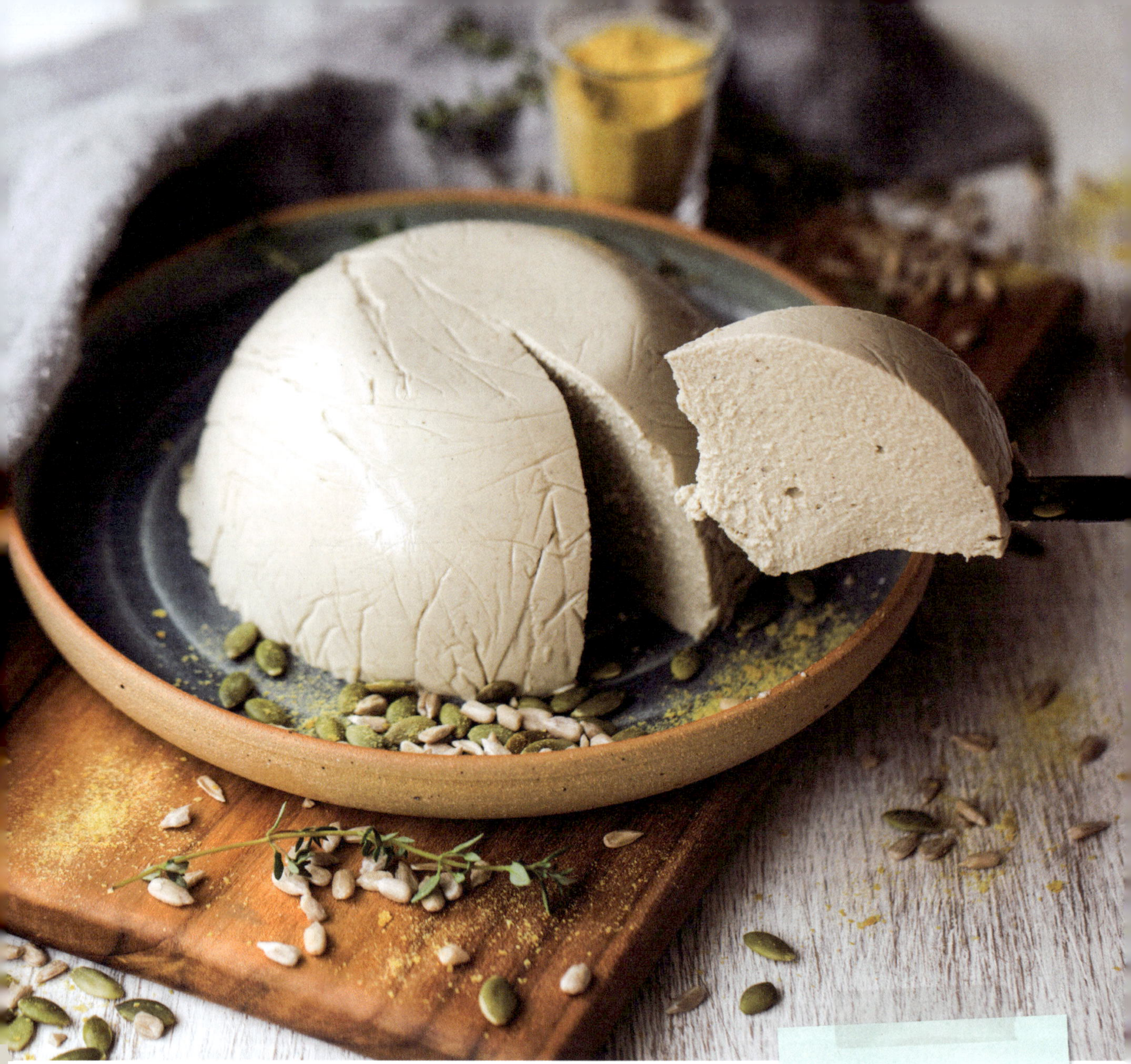

Durabilidade: 7 dias na geladeira.

Queijo de sementes de girassol e abóbora

Ingredientes

1 xícara (chá) de semente de girassol

1 xícara (chá) de semente de abóbora descascada

1/2 xícara de azeite

1 colher (sopa) de sumo de limão

1 colher (café) de vinagre de maçã

1 colher (café) de alho em pó

1 colher (café) de cebola em pó

1 colher (sopa) de levedura nutricional

1 colher (café) de sal

1 xícara e 1/2 (chá) de água

1 colher (chá) de ágar-ágar

1 xícara (chá) de orégano (opcional)

Modo de fazer

Processe todos os ingredientes até virar um creme liso e leve ao fogo rapidamente. Assim que ferver, desligue. Mexa por mais um minuto. O ágar-ágar é ativado acima de 80°C.

Processe novamente, se achar necessário, para que fique mais liso. Despeje numa fôrma de silicone ou em uma tigela forrada com plástico reutilizável.

Leve à geladeira por 2 horas. Depois desenforme com cuidado, decore, sirva e devore!

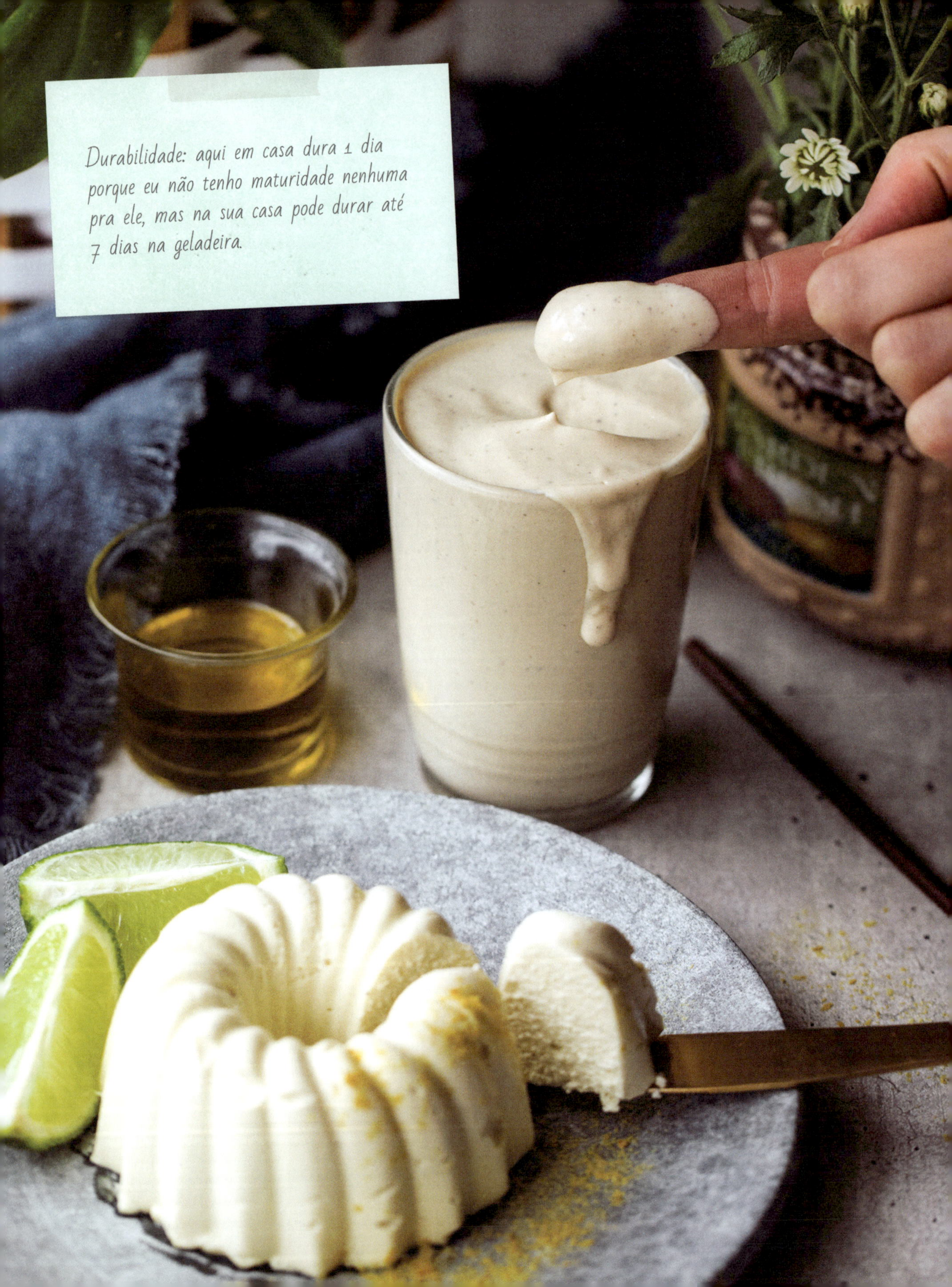

Durabilidade: aqui em casa dura 1 dia porque eu não tenho maturidade nenhuma pra ele, mas na sua casa pode durar até 7 dias na geladeira.

Requeijão de macadâmia

Ingredientes

2 xícaras (chá) de macadâmia sem sal

3/4 de xícara (chá) de azeite

1 colher (chá) de sal

1 colher (sopa) de sumo de limão

2 colheres (sopa) de levedura nutricional

1 colher (café) de alho em pó

1/2 xícara (chá) de água quente

Modo de fazer

Processe todos os ingredientes até obterem consistência de requeijão.

A quantidade de água determinará se o requeijão ficará mais espesso ou mais fluido, então você decide se coloca mais ou menos água.

Leve à geladeira.

Dicas:

- Se desejar um queijo de corte, acrescente 5g de ágar-ágar ativado com 1/3 de xícara (chá) de água no fogo até ter virado uma goma. Misture ao requeijão e bata novamente. Despeje em uma forminha de silicone ou em uma tigela forrada com plástico reutilizável e leve à geladeira por 2 horas.
- Pode substituir a macadâmia por castanha-de-caju hidratada por 8 horas.
- Não precisa deixar a macadâmia de molho.

Queijo de tremoço

Ingredientes

2 xícaras (chá) de tremoços cozidos (ou em conserva)

1/2 xícara (chá) de azeite

1 colher (café) de sal

1 colher (chá) rasa de mostarda de dijon

1/2 colher (café) de páprica defumada

1 pitada de pimenta-do-reino

1 colher (chá) de sumo de limão

1 xícara (chá) de água

Modo de fazer

Processe tudo no mixer ou processador até virar uma pasta lisinha.

Pode enformar ou apenas comer como uma pastinha.

Leve à geladeira.

- Tremoço é uma leguminosa cheia de proteína, cálcio, magnésio, ferro e fibras.
- Não há necessidade de tirar as casquinhas do tremoço, pois são fibras, mas esteticamente ficará mais bonito. Você escolhe. Para tirar é só escaldar os grãos em água fervente e depois jogá-los em água gelada., as películas sairão bem facilmente.
- Se desejar um queijo de corte, adicione ainda ao processar 1 colher (sopa) de ágar-ágar ativado.

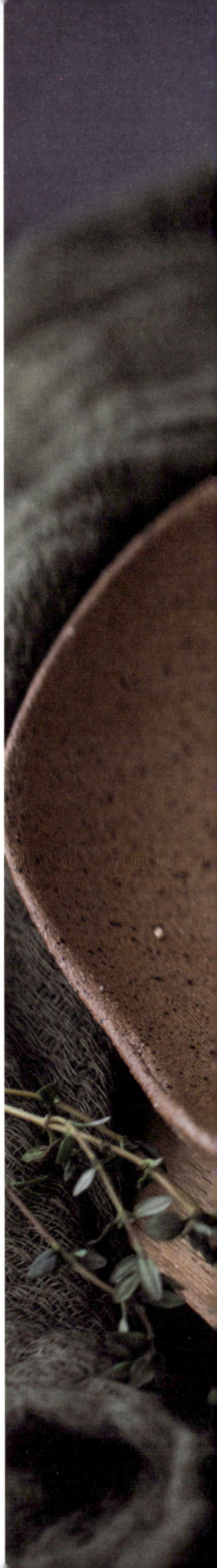

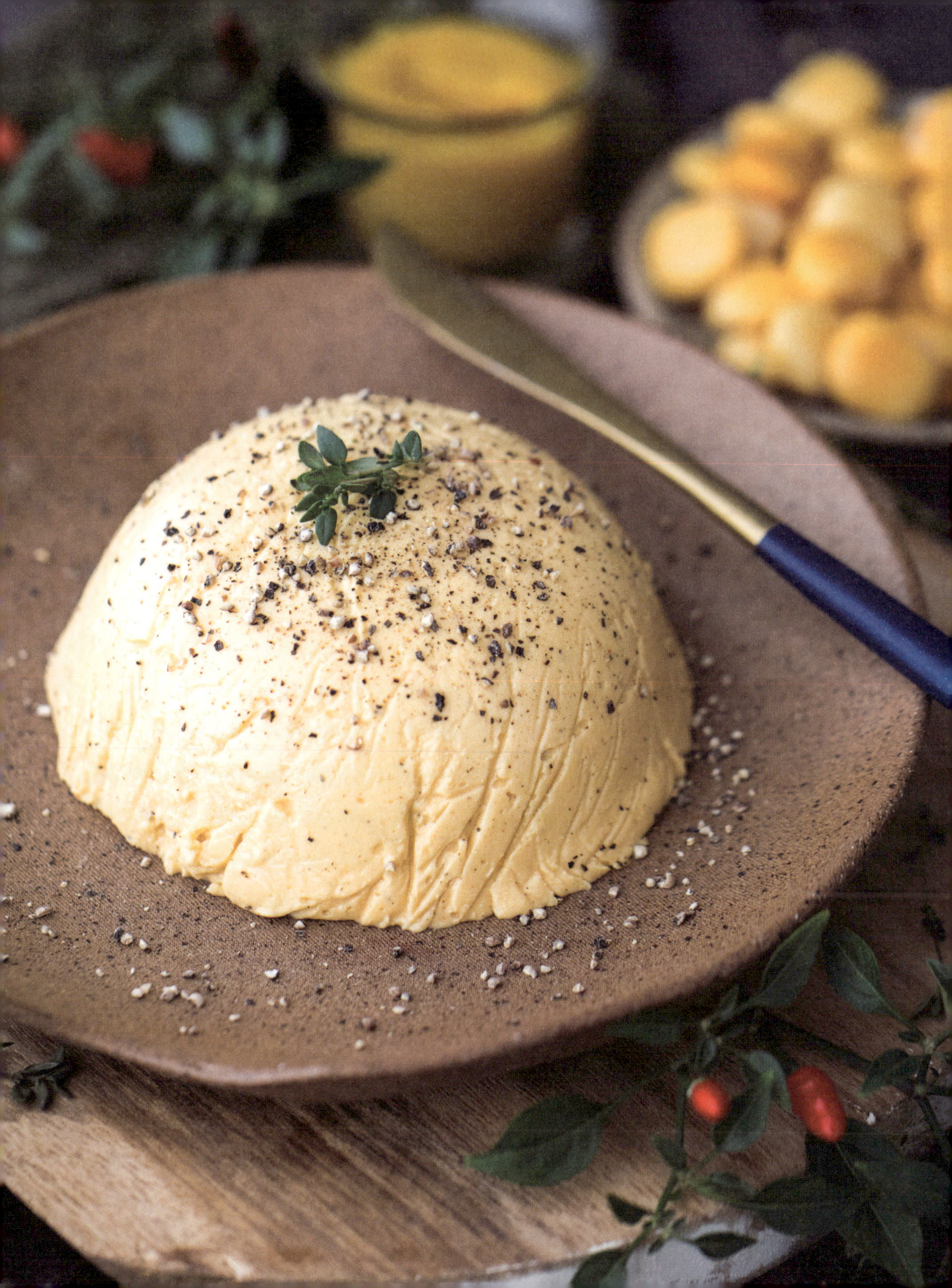

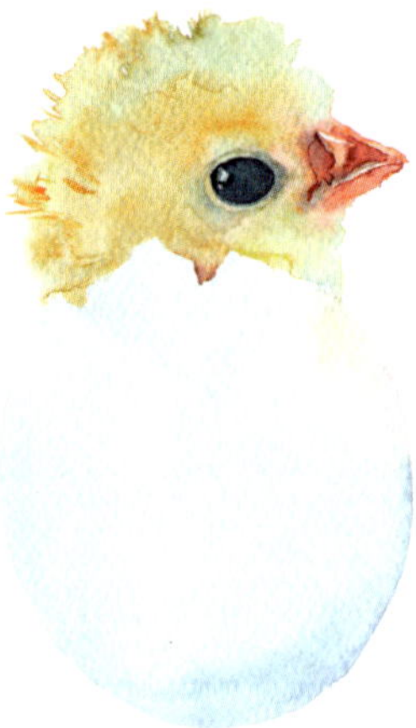

Nem ovos?

Quando ouço "mas eu adoro meu ovinho de manhã", eu respondo: "O ovo não é seu!" A galinha coloca ovos para os próprios fins dela. Pra você pode ser só um ovinho inocente, mas por trás desse ovo se esconde uma indústria de terror. Muitos acham que não se mata animais na produção de ovos. Eu também achava.

Só no Brasil, são 200 milhões de aves confinadas em gaiolas de baterias de 10 cm onde as galinhas mal conseguem se mover. Muitas delas têm seus ossos quebrados devido à dificuldade de locomoção. Este é o padrão na indústria: mais de 95% dos ovos consumidos no Brasil vêm de galinhas confinadas e privadas de seus comportamentos naturais durante toda a vida. [3]

Na indústria de ovos os pintinhos machos não têm utilidade, não crescem rápido o suficiente para serem rentáveis à indústria de frango. As formas baratas de abate incluem triturá-los vivos, asfixiá-los com gás ou jogá-los no lixo. As fêmeas têm seus bicos cortados para evitar canibalismo, comportamento provocado pelo estresse a que são submetidas em suas curtas vidas. A dor é tanta que elas ficam sem comer por dias. Não existe lei que as proteja de maus-tratos. Apenas nós podemos mudar isso.

Em relação à saúde humana, os ovos têm seus malefícios. Segundo o dr. Michael Greger, um dos médicos mais conceituados dos EUA, coautor do livro *Comer para Não Morrer*, o consumo de ovos pode gerar câncer, aumentar o índice de LDL, o risco de diabetes e a aterosclerose.

Faz 15 anos que me dedico a criar receitas sem ovos. Trago neste livro algumas delas para facilitar sua vida e te ajudar na transição.

3 https://mercyforanimals.org.br/a-situacao-das-galinhas-confinadas-em-gaiolas

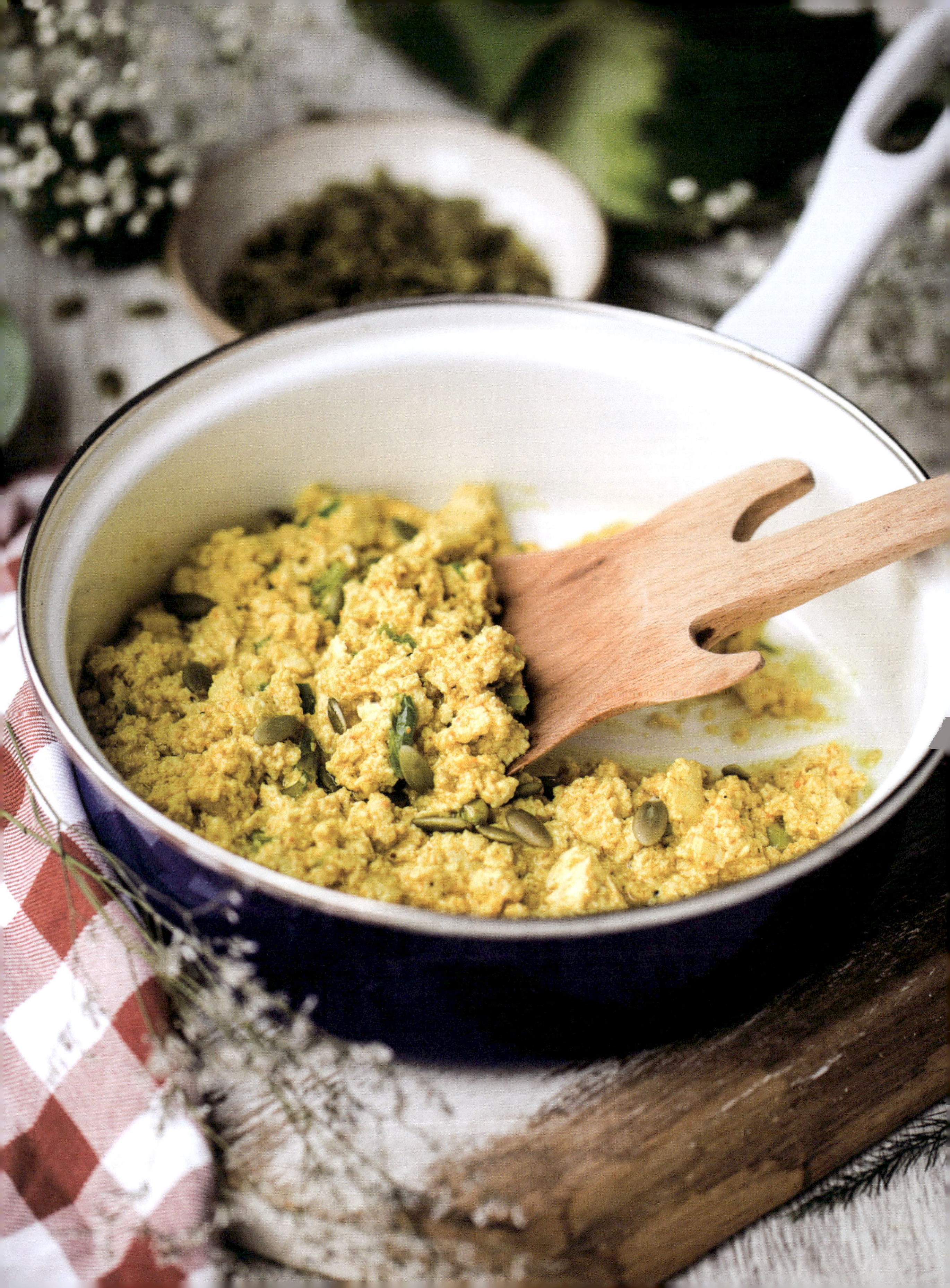

Tofu mexido

Já coloquei essa receita no primeiro Diário de uma vegana, mas ela é irresistível e substitui com muito sabor e energia o ovo mexido. Não tinha como deixar de fora desta seção!

Ingredientes

120 g de tofu orgânico firme

Sal rosa a gosto

1 colher (sopa) de levedura nutricional *(opcional)*

1 colher (chá) de cúrcuma em pó

1 pitada de pimenta-do-reino

1 colher (sopa) de azeite

1 colher (chá) de orégano *(ou cebolinha ou manjericão)*

Cebola-roxa refogada a gosto *(opcional)*

Alho refogado a gosto *(opcional)*

Modo de fazer

Amasse o tofu e tempere com o sal rosa, a levedura nutricional, a cúrcuma, a pimenta-do-reino, o azeite e o orégano. Coloque em uma panela e mexa por 1 minuto. Se quiser, acrescente cebola-roxa e alho refogadinhos.

Dependendo da receita, você pode ainda substituir o ovo por:

- *Gel de chia, 1 colher (sopa) de chia em 80 ml de água = 1 ovo*
- *Gel de linhaça, 1 colher (sopa) de linhaça em 3 colheres (sopa) de água = 1 ovo*
- *Purê de maçã, 1/4 de xícara (chá) de purê de maçã = 1 ovo*
- *Pode ainda usar o ágar-ágar, banana amassada e biomassa de banana verde*

Grãomelete proteico

Ingredientes

1 xícara (chá) de grão-de-bico cru

deixado de molho por 24 horas trocando (a água a cada 8 horas)

1 xícara (chá) de água

2 colheres (sopa) de farinha de linhaça dourada

1 colher (chá) de flocos de amaranto

1 colher (chá) de fermento

aquela nossa misturinha de 1/3 bicarbonato de sódio e 2/3 cremor de tártaro

Salsinha, cebolinha e orégano a gosto

1 colher (café) rasa de sal negro

tem aquele gostinho de enxofre que lembra o ovo

Modo de fazer

Bata tudo no liquidificador, menos o fermento, adicione-o depois de estar batido.

Derrame numa frigideira (com tampa) untada com azeite. Deixe por uns 4 minutos em fogo baixo, depois vire o grãomelete com cuidado.

Dicas: dá para substituir o grã-de-bico por farinha de grã-de-bico. Se quiser, também pode substituir a linhaça dourada por 1 colher (chá) rasa de polvilho doce.

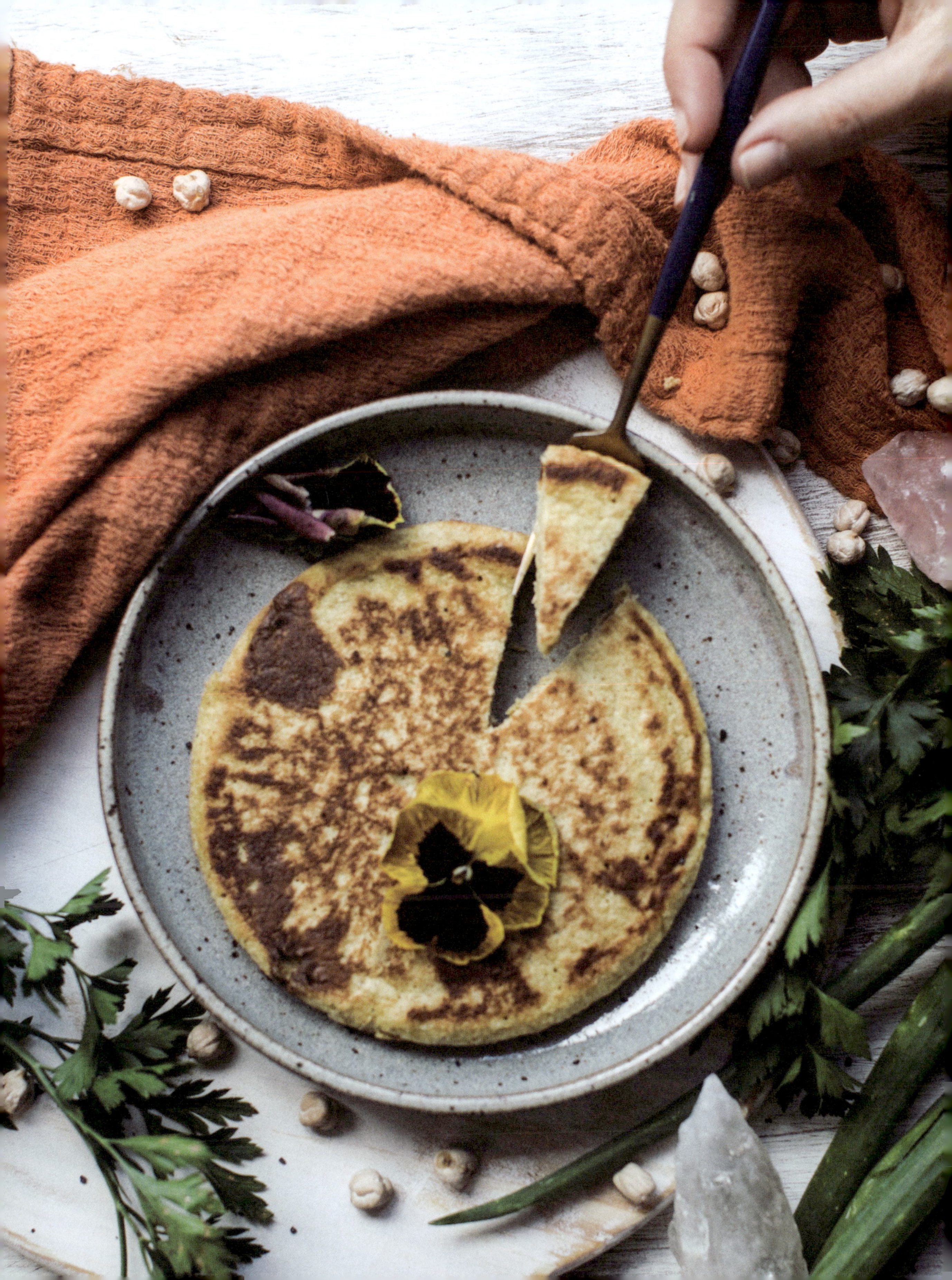

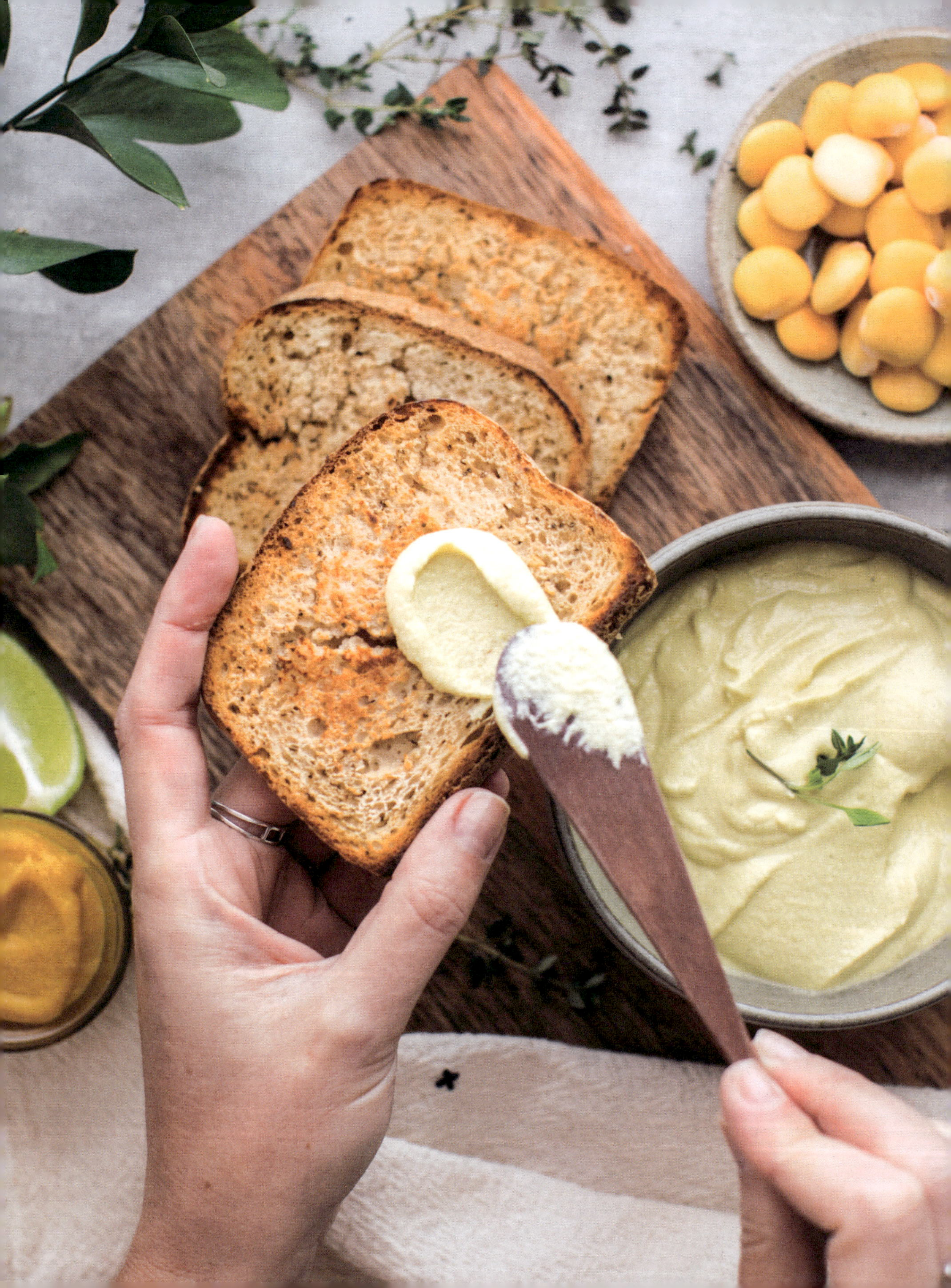

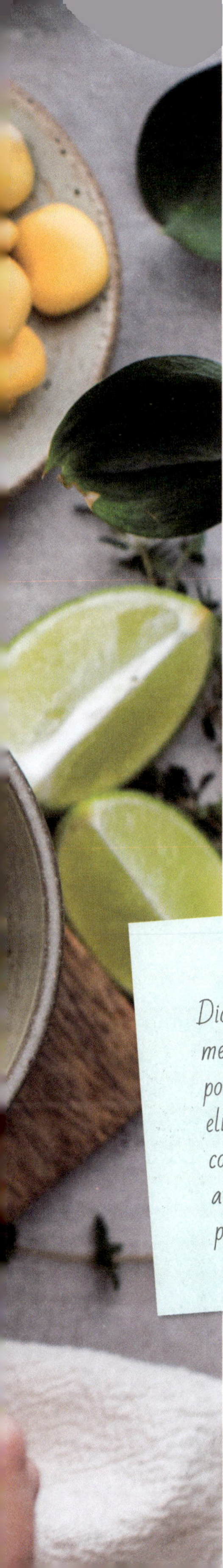

Maionese de tremoço

Ingredientes

são uma ótima fonte de proteína ← 1 xícara (chá) de tremoços

1/3 de xícara (chá) de azeite

1 colher (chá) rasinha de mostarda dijon

1 colher (café) de alho em pó

1 colher (café) de sumo de limão

Pimenta-do-reino a gosto

1/2 colher (café) de sal negro → *dá o sabor do ovo*

Modo de fazer

Bata tudo no liquidificador. Sirva com o pão de sua preferência.

Dica: o tremoço é facilmente encontrado nos mercados comuns, em forma de conserva. Você pode ferver os grãos por 10 minutos para eliminar o excesso de sódio. Se usá-los crus, cozinhe como se fosse feijão. Pode bater bem até ficar uma pasta lisinha ou deixar uns pedacinhos, você escolhe.

A seguir, vou mostrar como substituo os ovos em duas receitas clássicas.

Merengue

Ingredientes

- 2 xícaras (chá) da água do cozimento do grão-de-bico
  (bem gosmentinha. Reduza no fogo até ficar em consistência de clara de ovo)
- 1 colher (chá) de cremor de tártaro
- 3 colheres (sopa) de açúcar demerara orgânico pulverizado
  (só bater no liquidificador pra ficar bem fininho)

Modo de fazer

Bata na batedeira, com o fouet, por 5 minutos a água do cozimento do grã-de-bico. Acrescente os outros ingredientes e bata até o merengue criar um biquinho na ponta do fouet da batedeira e ficar consistente.

Dica: use em receitas doces, como mousse de chocolate ou torta de limão.

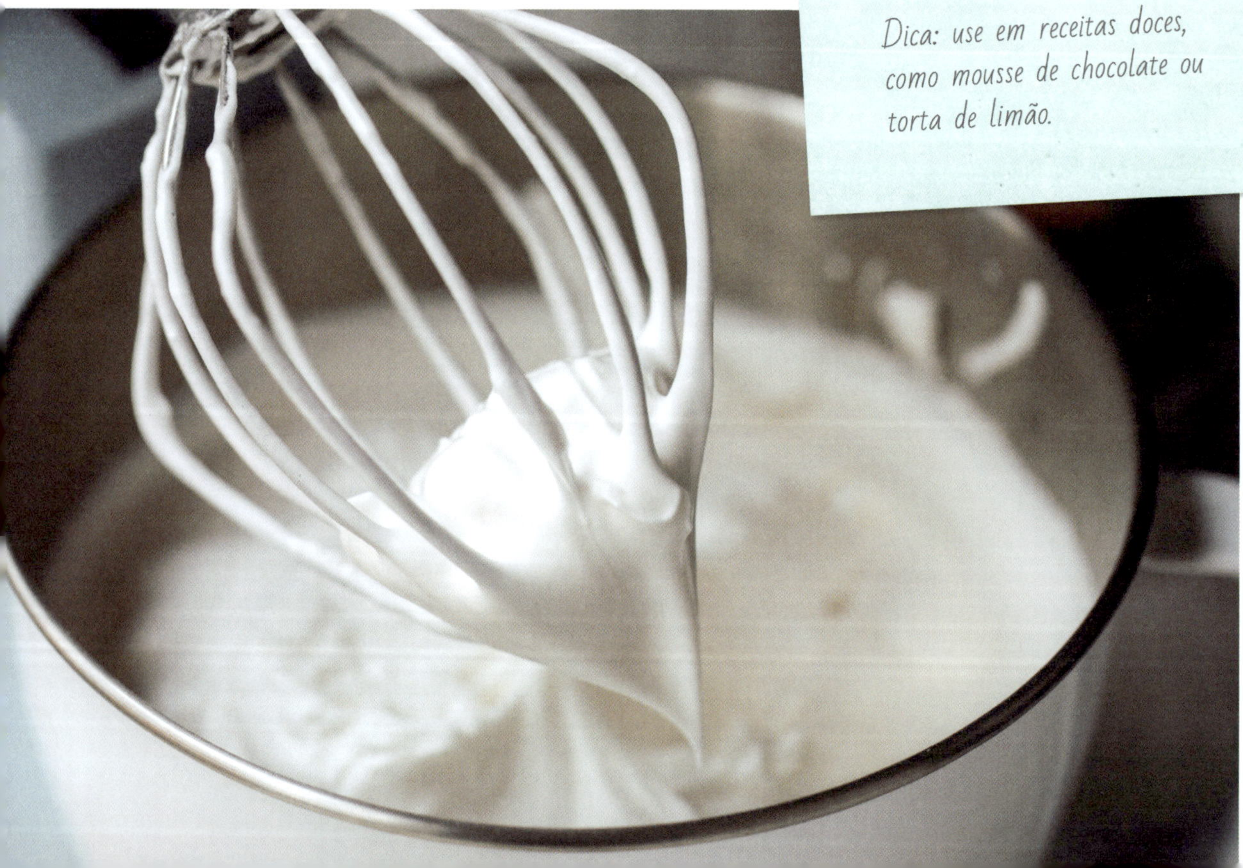

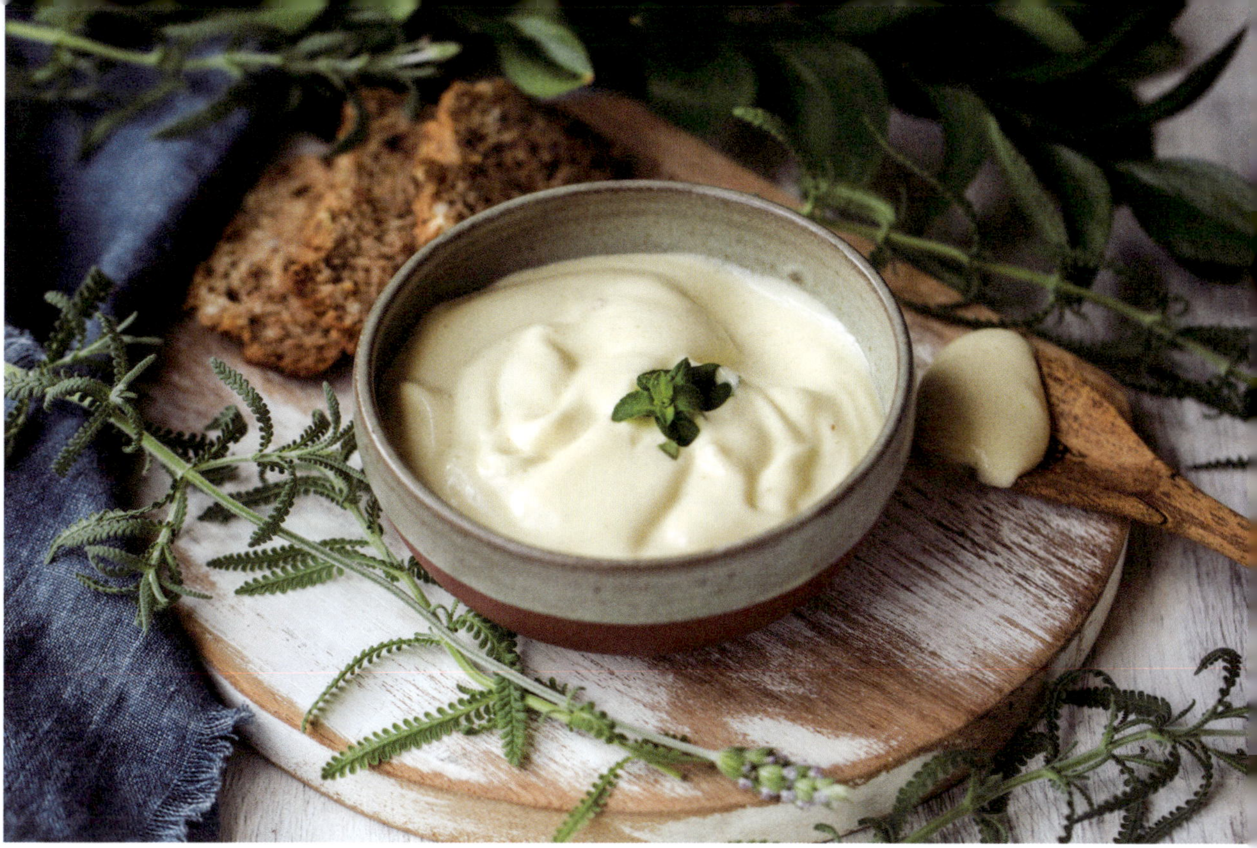

Maionese de aquafaba

a mesma coisa da receita do merengue

Ingredientes

1/2 xícara da água do grã-de-bico cozido reduzida

1 colher (chá) de cremor de tártaro

1 xícara (chá) de azeite ou óleo

1 colher (sopa) de vinagre de maçã

1 colher (sopa) de mostarda dijon

1 colher (café) de sal

1 colher (café) de alho em pó

Modo de fazer

Em uma batedeira com fouet, bata a água do cozimento do grã-de-bico por 4 minutos em velocidade média-rápida. Acrescente então o cremor de tártaro e bata por mais 2 minutos. Adicione os outros ingredientes e bata por mais 4 minutos.

Nada como

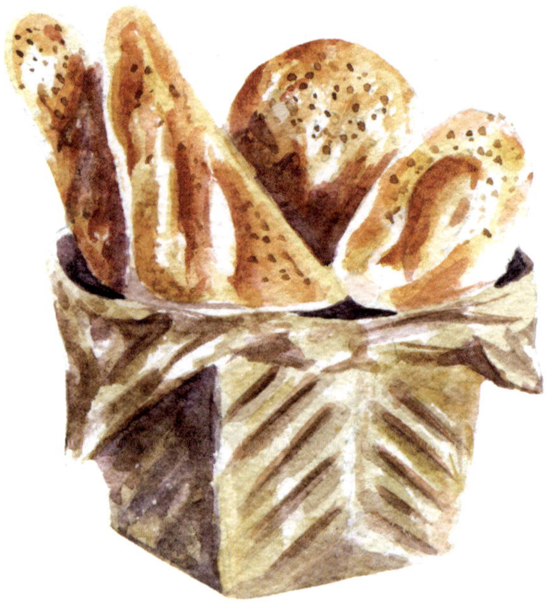

um pão quentinho

Glúten não é de origem animal. Por que você não o consome?

Para mim, tirar o glúten foi o que ajudou a curar meus transtornos de ansiedade, além de enriquecer meu novo estilo de vida, é claro. O glúten está no trigo, no centeio e na cevada. A natureza é perfeita e tudo que vem dela também. Apenas o que fizeram com o trigo que não foi perfeito. A intenção até que foi boa: ele foi modificado em laboratório depois da Segunda Guerra para que a semente ficasse mais resistente, a produção pudesse ser maior e mais pessoas que passavam fome na época devido às crises do pós-guerra, tivessem acesso ao trigo, ao pão. O cientista responsável por isso ganhou o prêmio Nobel da Paz. Mal sabia ele das consequências disso para a humanidade no futuro. Prefiro acreditar que não sabia, que a intenção era boa e não visava apenas o lucro financeiro.[4]

4 https://www.chelseagreen.com/2016/modern-wheat-making-us-sick/

O pão que nossas bisavós faziam não é o mesmo que comemos hoje. Jesus dividiu o pão com glúten, mas era outro. Você nem reconheceria a semente daquela época. O trigo comum que comemos hoje é ultraprocessado. O glúten, uma proteína amorfa, foi aumentado em muitas vezes, tornando-se então inflamatório e podendo causar inúmeras enfermidades e problemas de saúde, como a doença celíaca ou a intolerância a ele. Estudos demonstram que os intolerantes ao glúten que continuam o consumindo, têm mais propensão a câncer, distúrbios intestinais, osteoporose, problemas neurológicos, hormonais, dermatológicos etc.[5]

Outra substância encontrada no trigo atual é a gliadina, uma proteína que desencadeia um efeito de bem-estar no cérebro diminuindo a saciedade. Pesquisas detectaram que pessoas que comem alimentos com trigo consomem cerca de 400 calorias a mais.

5 https://www.sbno.com.br/Materia/Post?year=2018&month=12&title=DIETA%20SEM%20GL%C3%9ATEN%20E%20C%C3%82NCER

Evito glúten ao máximo. Mas se eu estiver numa ilha deserta e tiver que escolher entre um pão comum de padaria ou um pedaço de queijo, vou escolher o pão, porque estaria prejudicando apenas a mim.

Hoje existem milhares de médicos atualizados que recomendam a alimentação *plant-based* para quem quer viver mais, melhor, para curar ou para viver com qualidade de vida. Nos melhores congressos de nutrição pelo mundo, inclusive sobre práticas esportivas, a pauta é esta: alimentação *plant-based*. Os esportistas veganos estão dominando os esportes! O Ministério da Saúde brasileiro, desde 2014, reconhece a alimentação vegana como saudável e alerta sobre os produtos de origem animal, como carnes, laticínios e ovos.

Vale lembrar: este livro não substitui uma consulta ao seu médico ou nutricionista. Cada indivíduo é único, e seu organismo deve ser avaliado como um todo, dentro de seus hábitos e estilo de vida. Consulte um nutrólogo atualizado, uma nutricionista funcional apta a atender vegetarianos estritos. O que deu certo para mim pode não dar certo para você, mas talvez lhe mostre um caminho.

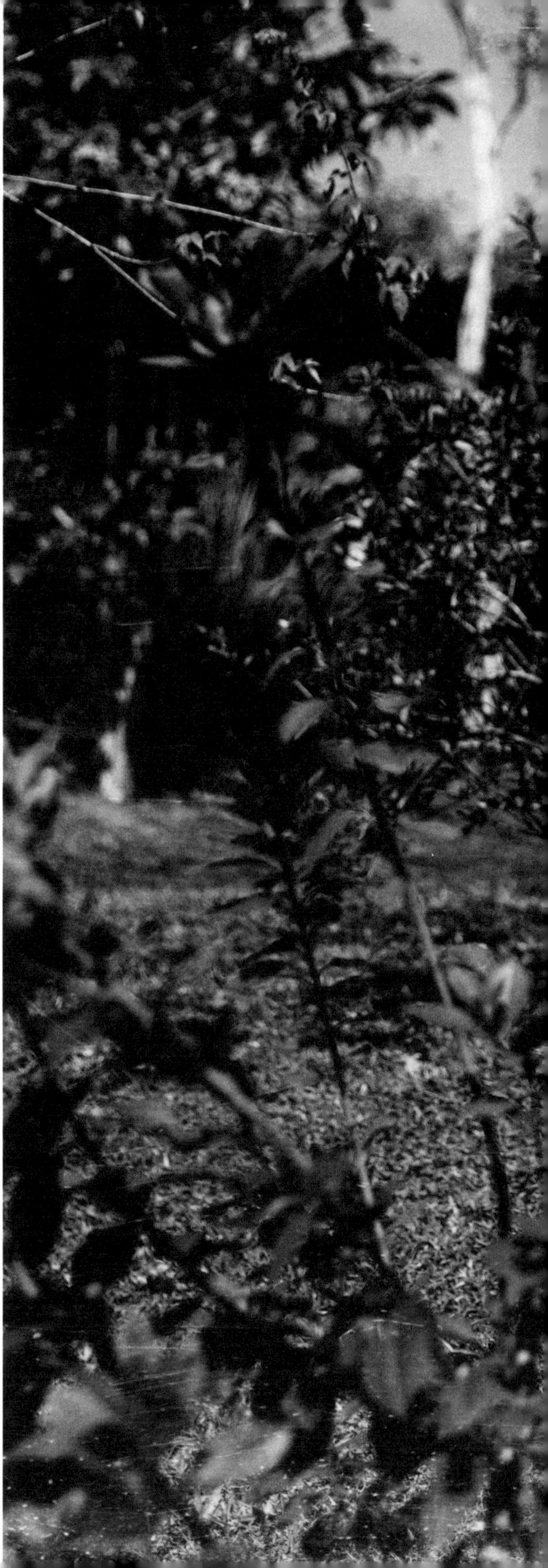

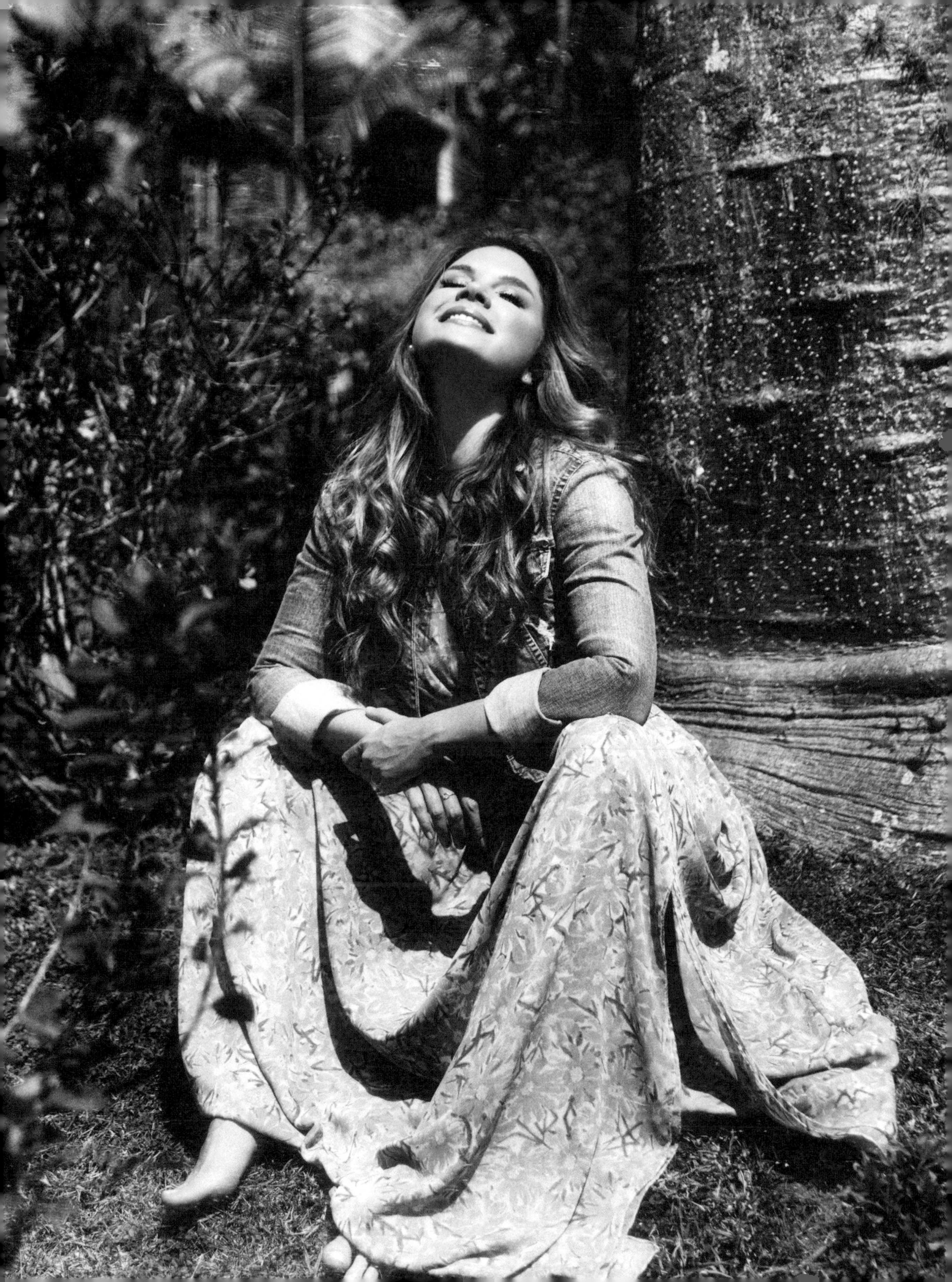

Pão de frigideira

Ingredientes

3 colheres (sopa) de farinha de grão-de-bico

tem proteína e triptofano, pode substituir pela de arroz

1 colher (sopa) de chia

liga, proteína e ômegas

1 colher (chá) de farinha de linhaça dourada

liga, fibras, proteína e ômegas

1 colher (chá) de polvilho doce

liga

1 colher (chá) de psyllium

1/2 colher (café) de sal

1 colher (chá) de azeite

ou óleo de coco

7 colheres (sopa) de água

Especiarias e temperos a gosto.

1 colher (café) de bicarbonato

2 colheres (café) de cremor de tártaro

1 colher (chá) de vinagre de maçã

Modo de fazer

Misture tudo numa tigela com uma colher.

Acrescente o bicarbonato e o cremor de tártaro e em cima o vinagre de maçã para gerar uma reação de oxigenação. Depois misture novamente e perceberá a massa imediatamente mais leve e aerada.

Leve a massa a uma frigideira (com tampa) untada com umas gotinhas de óleo de coco. Tampe. Para não correr o risco de queimar, coloque uma grade do fogão em cima da outra, assim a frigideira fica mais distante do fogo. Espere uns três minutos e levante a massa com uma espátula para ver se o pão está firme e dourado. Vire com cuidado, tampe. Espere mais uns 3 minutos.

Psyllium é a fibra que vai absorver a umidade, deixando o pão macio e leve. Compre a granel em lojas de produtos naturais. Ele não tem substituto. Pode escolher não colocar, mas ficará bem menos leve e macio.

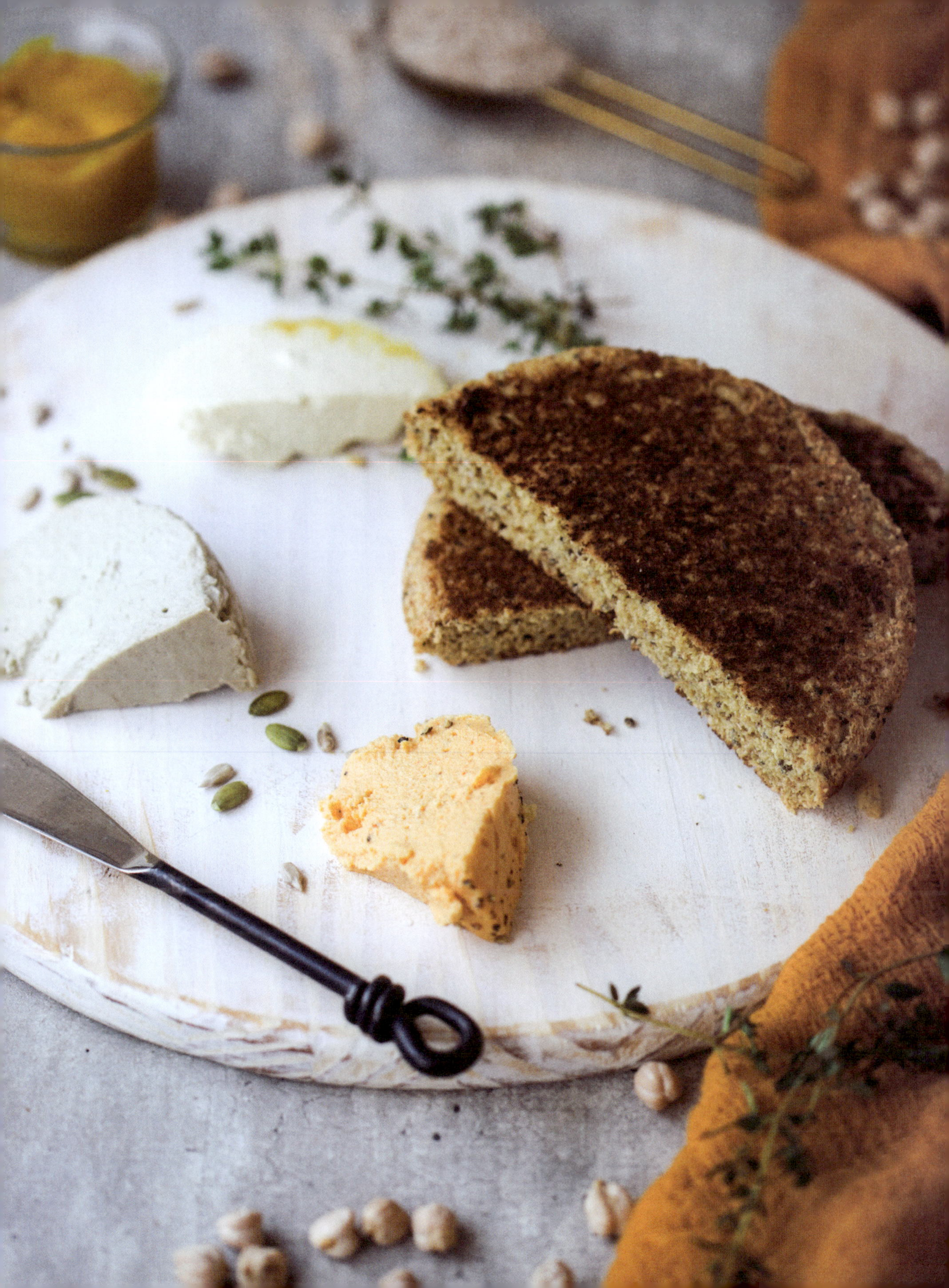

Pão de sanduicheira

Ingredientes

1 xícara (chá) de farinha de amêndoas — *ou de grão-de-bico, de arroz ou de teff*

1 colher (chá) de polvilho doce — *ou fécula de batata*

1 colher (chá) de psyllium

1 colher (café) de azeite — *ou óleo de coco*

1/3 de xícara (chá) de água — *se não colocar psyllium, vai ser menos e depender da farinha que colocou*

1 colher (café) rasinha de sal

1 colher (chá) de fermento

1 colher (chá) de vinagre

Modo de fazer

Misture tudo numa tigela.

Adicione o fermento e em cima dele o vinagre.

Deixe descansar para reagir e oxigenar a massa. Misture novamente.

Leve à sanduicheira e deixe assar de 6 a 8 minutos.

Tempo de preparo e dedicação sua: 2 minutos.

Tempo de assar: 6 a 8 minutos.

- Pode assar na frigideira com tampa também.
- Psyllium não tem substituto. Pode não colocar, mas o pão não ficará tão fofinho.

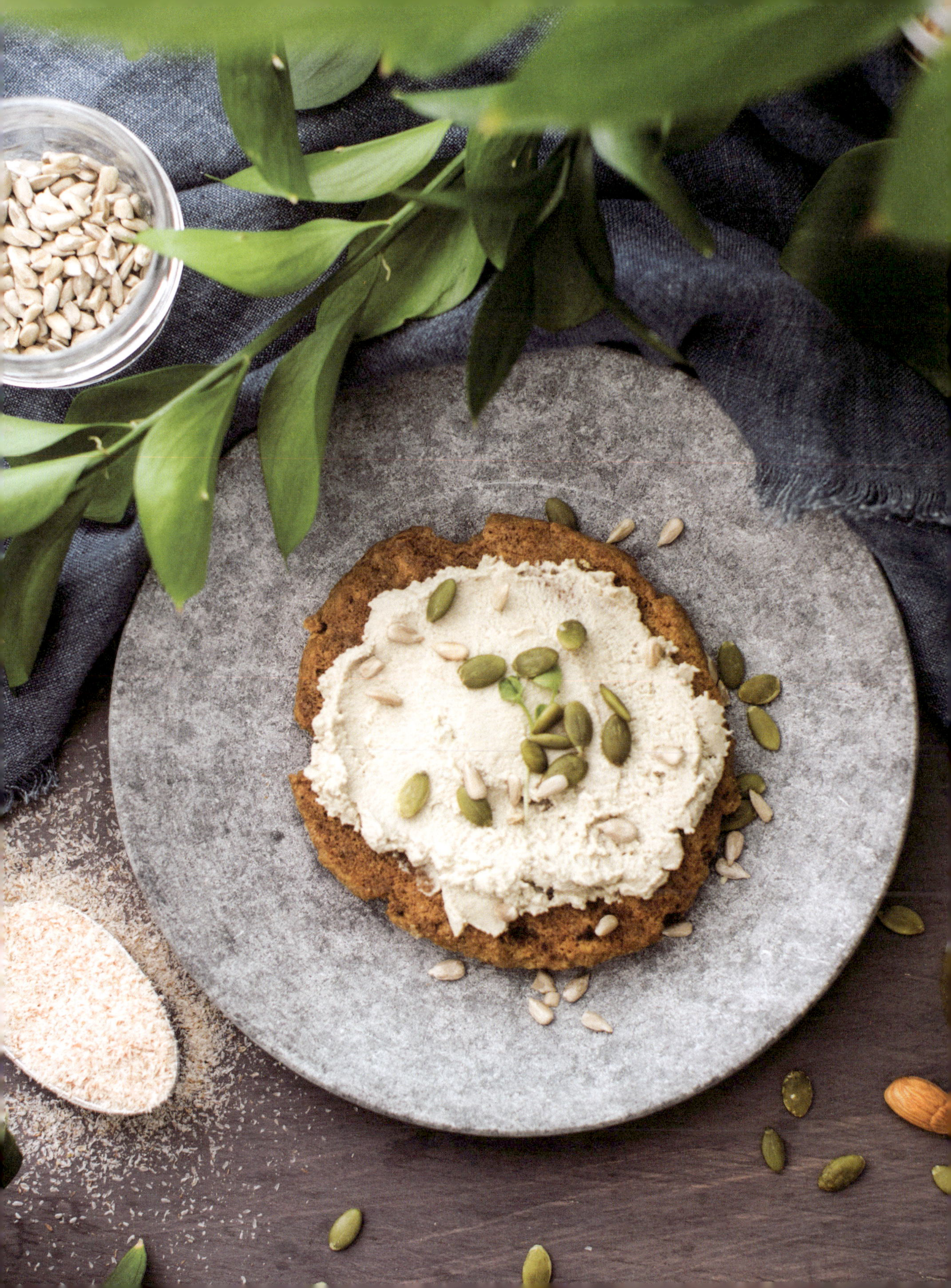

Pão de fôrma de alecrim

Ingredientes

1 banana-prata (madura) amassada

1/4 de xícara (chá) de aveia — *triturada ou em flocos*

1 xícara (chá) de farinha de arroz

1/4 de xícara (chá) de fécula de mandioca

1 colher (sopa) de chia

2 colheres (sopa) de azeite

1 colher (chá) de açúcar demerara

1 xícara (chá) de água

2 colheres (sopa) de alecrim — *desidratado ou fresco*

1 colher (chá) de sal

1 colher (sopa) de fermento natural — *2/3 cremor de tártaro + 1/3 bicarbonato de sódio*

1 colher (sopa) de vinagre balsâmico

Modo de fazer

Misture todos os ingredientes numa tigela com um fouet ou uma colher. Deixe o fermento e o vinagre para o fim, depois que os ingredientes estiverem bem misturados. Acrescente o fermento e em cima dele o vinagre balsâmico. Deixe que reajam por um 1 minuto e em seguida misture tudo novamente. Despeje numa fôrma de pão pequena e leve por 50 minutos ao forno preaquecido a 180 °C.

Espere o pão esfriar para cortar, porque ele ainda estará assando enquanto quente, e esse tempo é necessário para ele ficar perfeito.

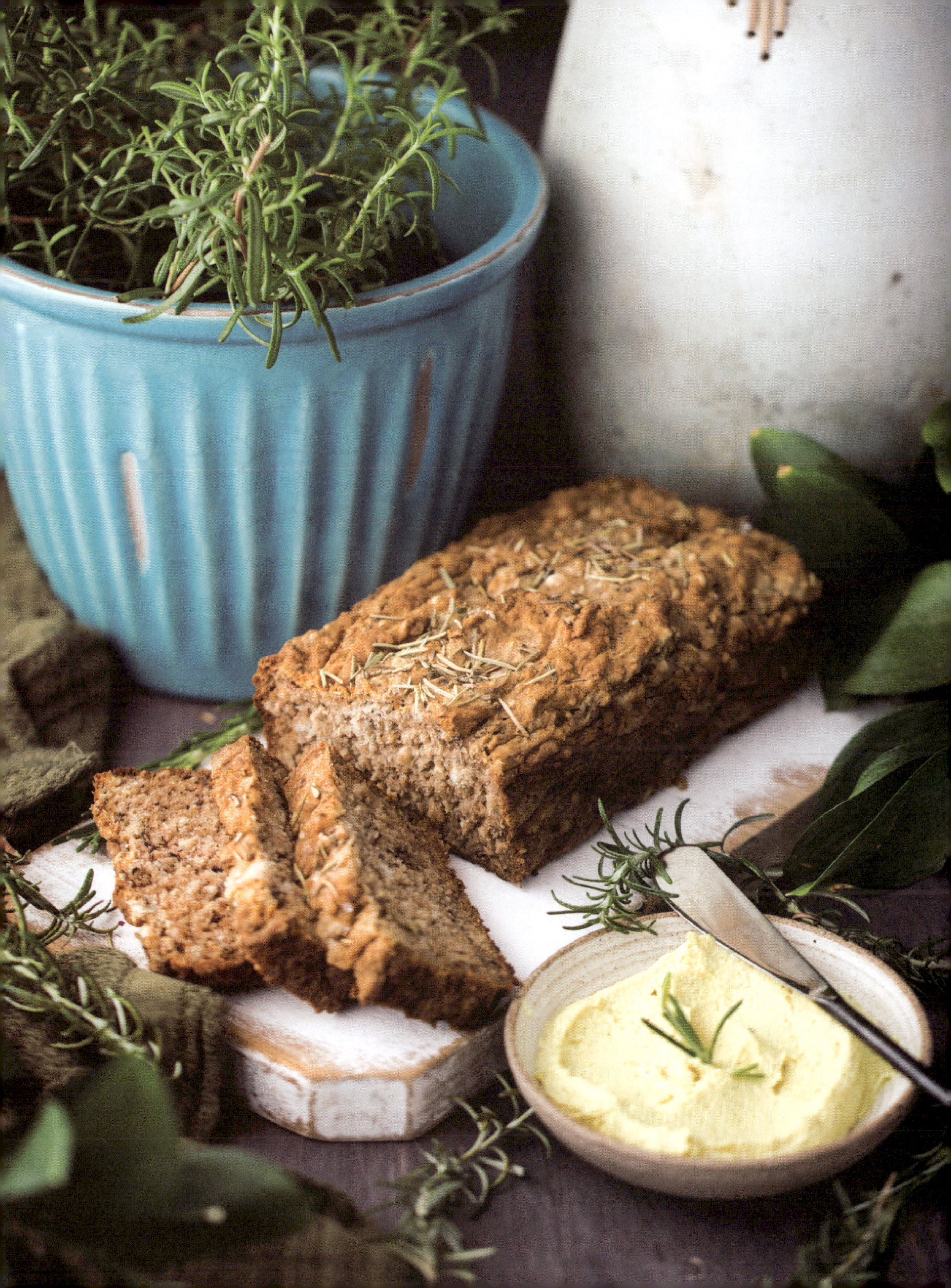

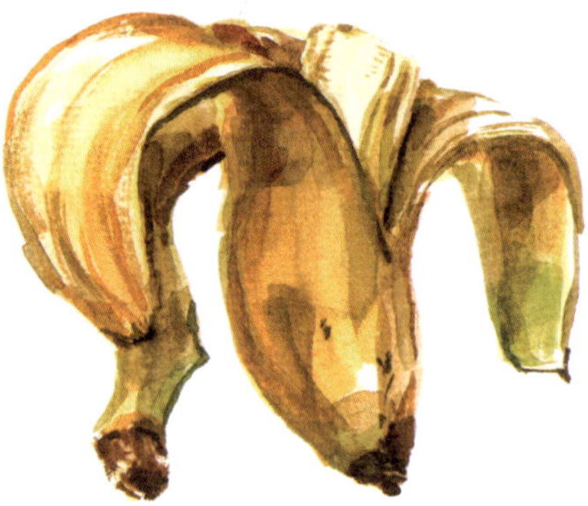

Zero desperdício

Ser vegano é caro?

Quando me mudei para São Paulo, eu não sabia cozinhar. E tinha pouquíssimo dinheiro para passar a semana. Era uma artista batalhando por minha carreira musical e tinha a quantia contada para passar os dias.

Na época, não existiam produtos veganos prontos. Eu desenvolvi minhas próprias receitas e fazia tudo que consumia: comida, cosméticos, produtos de higiene, de limpeza... e gastava pouquíssimo! Comíamos eu e Rocky, meu cachorro; meus amigos iam à minha casa e comiam. E ainda sobrava para a semana seguinte! Gastava em média 40 reais por semana.

As pessoas tendem a dar desculpas para o que elas gostariam de fazer, mas ainda não conseguem. Não sabe cozinhar? Eu também não sabia e as receitas que ensino são tão fáceis como misturar cacau e água em um copo.

É caro? Pode ser caro ou barato – como qualquer outro tipo de dieta alimentar. Se você apenas consumir produtos industrializados prontos, pode ficar caro mesmo. Se você fizer em casa, vai ser muito mais barato, mais natural e mais saudável. E com um grande bônus: também vai economizar na farmácia.

Feijão com arroz é mais barato que um bife, rendem mais refeições, fornecem a quantidade de proteína que você precisa e geram diversas receitas: podem se transformar e virar torta de chocolate, sorvete, pizza, cookies, docinhos, bolos etc. A verdade é que é uma questão de prioridades: tem quem reclame do preço do tofu, mas não reclama do preço da pizza com chope de sexta-feira ou da picanha – caríssima e cheia de crueldade – do churrasco. Eu vou no fim da feira, pechincho. Uso as cascas, as sementes, não desperdiço nada. Sementes viram leite ou farofa, cascas viram bolos, pães ou doces.

Produtos veganos como sapatos e bolsas costumam ser mais baratos que os de couro. E se é para falar de dinheiro... saúde não tem preço! E a felicidade de não estar gerando dor para ninguém é impagável.

Além de economizar no bolso, mas exuberar nas vitaminas e nos nutrientes, quero mostrar aqui receitas com cascas e sementes. Imagine assim: se a semente é de onde vai brotar o fruto, a quantidade de nutrientes nela concentrados é enorme. A casca é a proteção da planta: cheia de nutrientes, poderá te proteger também. Você economiza e se nutre!

Caponata de casca de banana

Ingredientes

2 xícaras (chá) de cascas de banana cortadas em tirinhas finas ou picadas

1 xícara (chá) de pimentão-vermelho e verde picadinhos

1 xícara (chá) de cenoura ralada bem fininha

2 colheres (sopa) de uvas-passas

1/2 xícara (chá) de nozes picadas

ou de castanha-do-pará ou de amendoim

1 colher (sopa) de vinagre balsâmico

2 colheres (sopa) de azeite extravirgem

1 colher (chá) sal

1/2 cebola-roxa em tirinhas

3 dentes de alho picados

Modo de fazer

Misture tudo, com as mãos, em uma tigela. Espalhe em uma assadeira ou refratário. Leve ao forno preaquecido a 180 °C por 45 minutos. Abra o forno e mexa com uma espátula cerca de 3 vezes durante o processo.

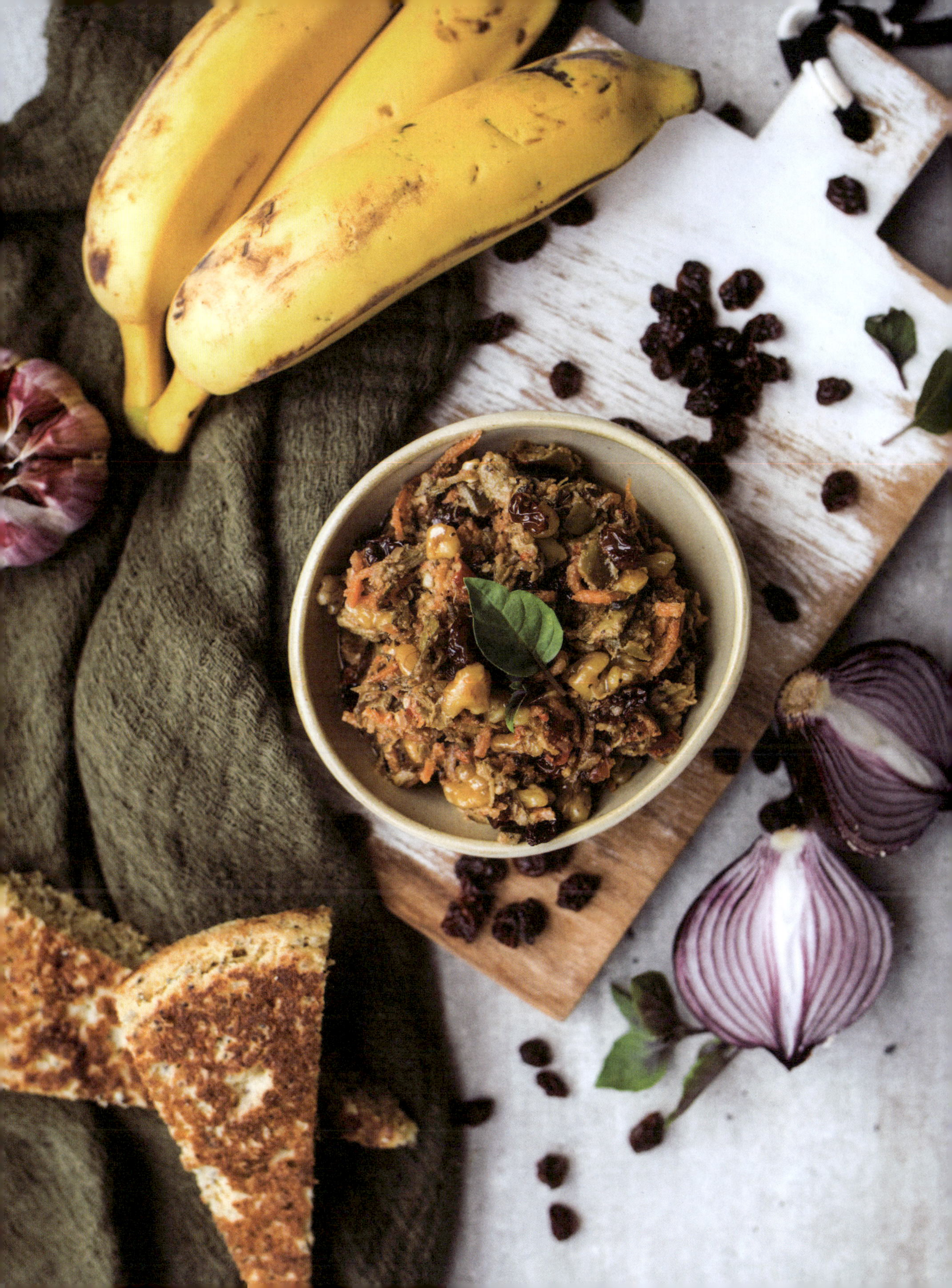

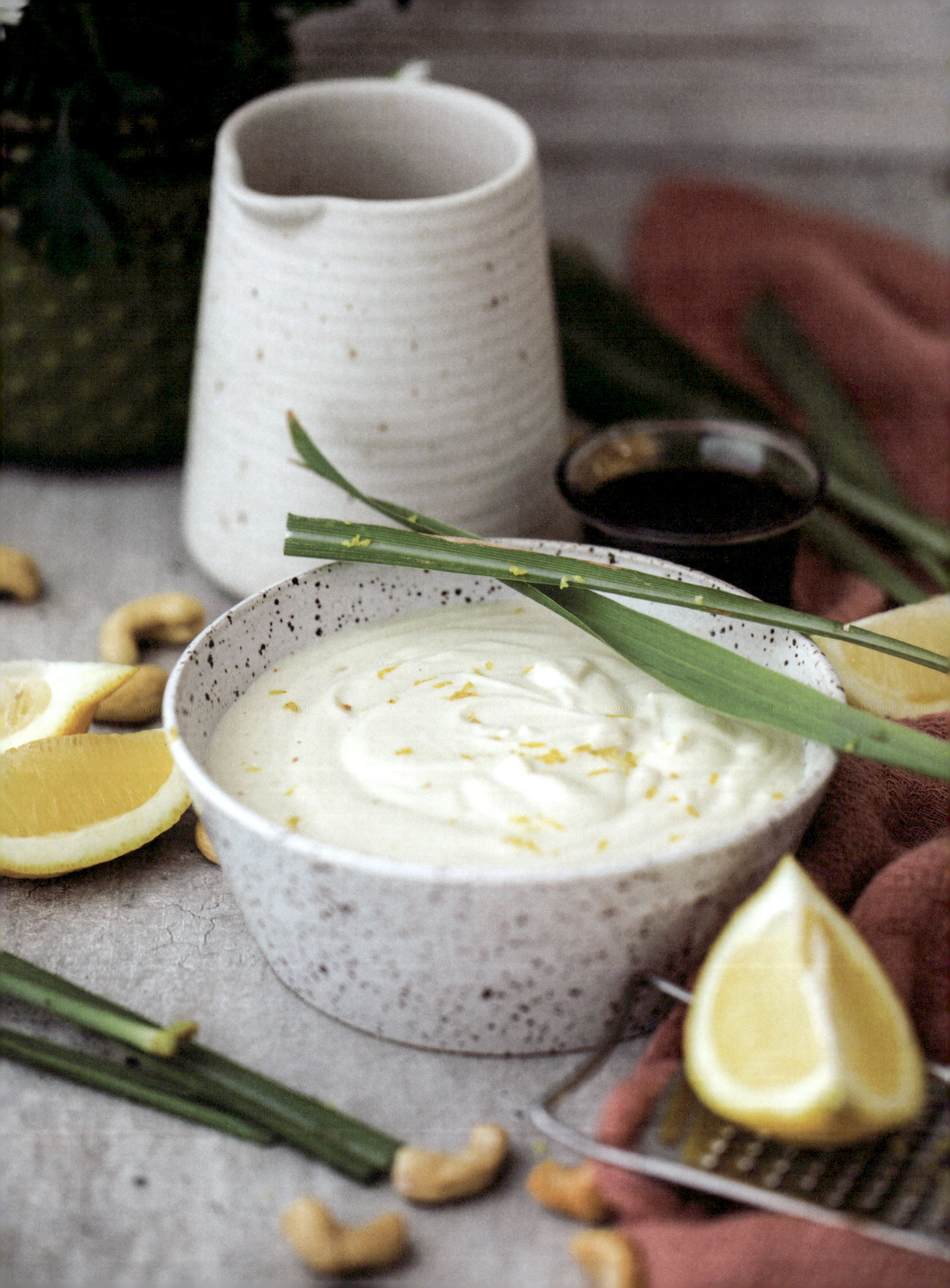

Mousse de capim-santo

Aqui, vamos aproveitar a polpa do coco-verde.

Ingredientes

2 xícaras (chá) de polpa fresca do coco-verde

2/3 de xícara (chá) de castanha-de-caju sem sal

hidratada por 8 horas

1/2 xícara (chá) bem forte de capim-santo batido e coado

1 colher (sopa) de melado de cana

2 colheres (sopa) de eritritol

ou demerara orgânico

1 colher (chá) de óleo de coco

1 colher (sopa) de sumo de limão

1 colher (sopa) de ágar-ágar ativado

Modo de fazer

Bata tudo no liquidificador ou processador. Leve à geladeira por 2 horas antes de servir.

Reação diversa: a família apaixonar por essa mousse e você ter que fazer em todas as festas!

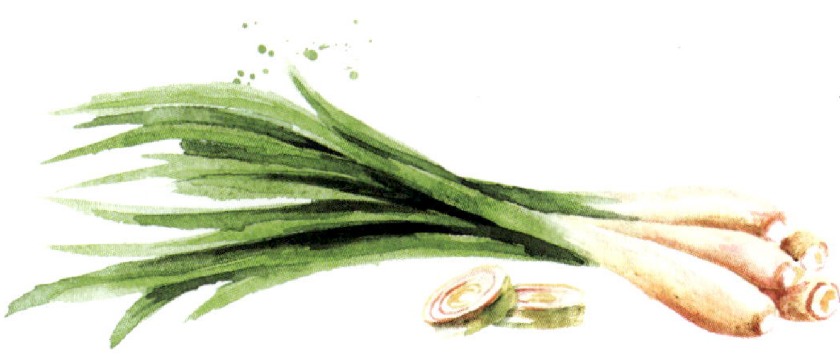

Suchá de casca de abacaxi e flor de hibisco

Essa é para usar as cascas de abacaxi. Sempre fico com dó de jogá-las fora, porque sobram pedacinhos de fruta na casca. Minha mãe sempre fazia em casa e eu adoro.

Ingredientes

Casca de 1 abacaxi

1/2 litro de água

1/3 de xícara (chá) de flor de hibisco desidratado

Modo de fazer

Ferva tudo junto, coe, deixe esfriar e sirva com folhas de hortelã ou canela em pau.

Dica: depois da infusão, tempere as flores do hibisco com sal, pimenta-do-reino, cominho (se quiser) e um tiquinho de azeite. Misture com as mãos. Leve ao forno a 200 °C por uns 25 minutos. Ficarão crocantes! Você pode colocar na salada, sobre uma sopa ou comer como snacks. Eu acabei de devorar os meus.

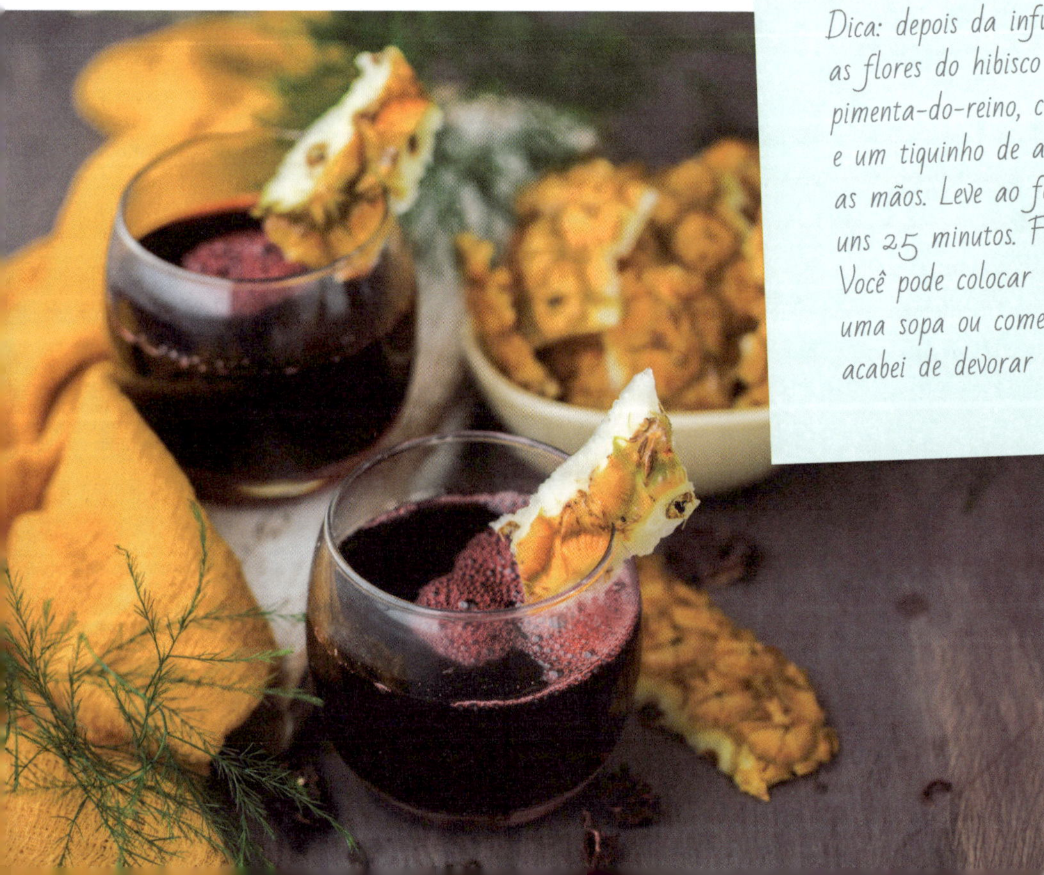

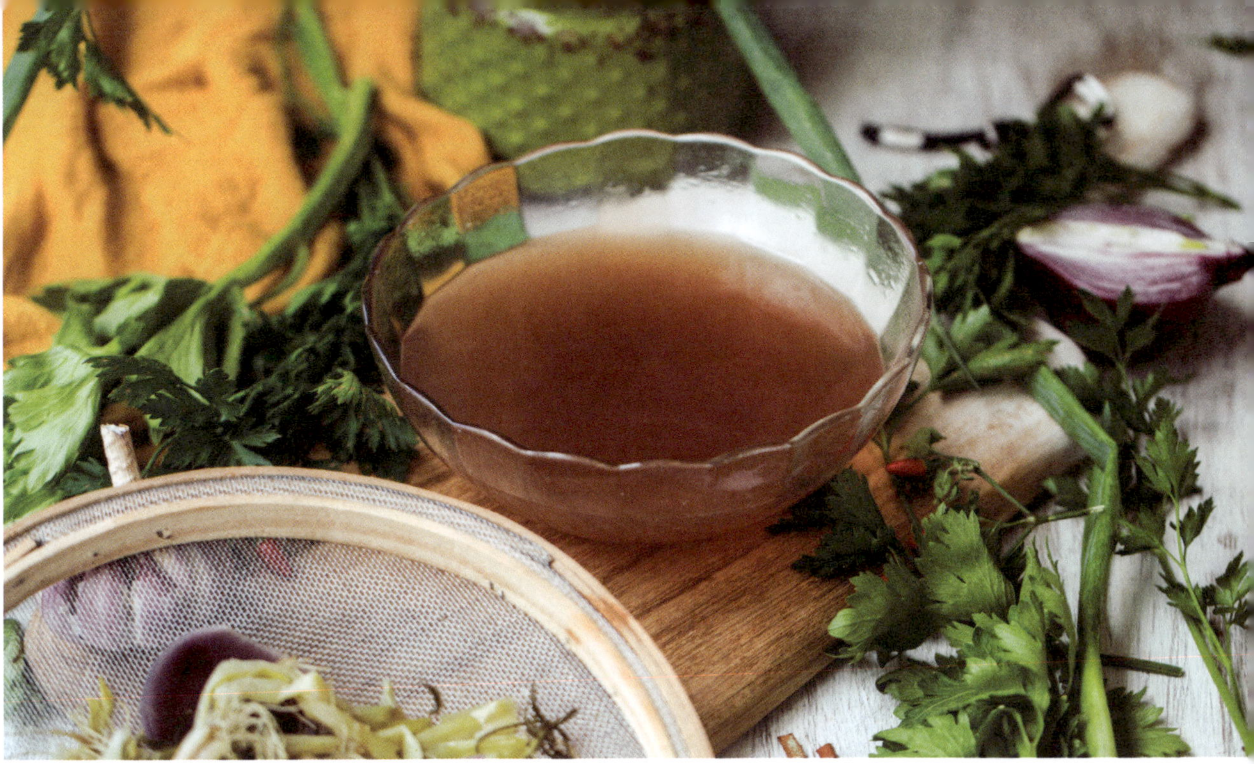

Caldo de legumes com raízes de cebolinha e cascas de cebola e de alho

Esse é o caldo para você usar em risotos, sopas e ensopados de grãos.

Ingredientes

Cascas de cebola

Cascas de alho

Raízes de cebolinha

Talos de salsinha

Modo de fazer

Ferva todos os ingredientes por 10 minutos com um pouco de água. Pode guardar na geladeira e manter por 1 semana ou congelar em forminhas de gelo para ir utilizando quando necessário.

Eu gosto tanto de sopas. Às vezes tenho a sensação que quase todos os problemas do mundo poderiam ser resolvidos com uma cumbuca de sopa. Acalma, abraça, afofa a gente por dentro. Pelo menos durante o momento da sopa, tudo fica bem.

Sopa de banana verde e curry

Ingredientes

2 xícaras (chá) de banana verde cozida na pressão por 8 minutos com a casca bem fechadinha

ou por 20 minutos fora da pressão

1 xícara (chá) de água quente

1 xícara (chá) de leite de coco

1 colher (chá) de curry

Sal a gosto

1 colher (sopa) de azeite

1/4 de xícara (chá) de salsinha fresca

1/4 de xícara (chá) de cebolinha fresca

2 dentes de alho

1 colher (chá) de alho em pó

1/2 cebola-roxa

Modo de fazer

Corte a cebola e o alho grosseiramente. Escalde em água fervente para eliminar o excesso de acidez.

Bata todos os ingredientes no liquidificador e ajuste os temperos conforme seu gosto.

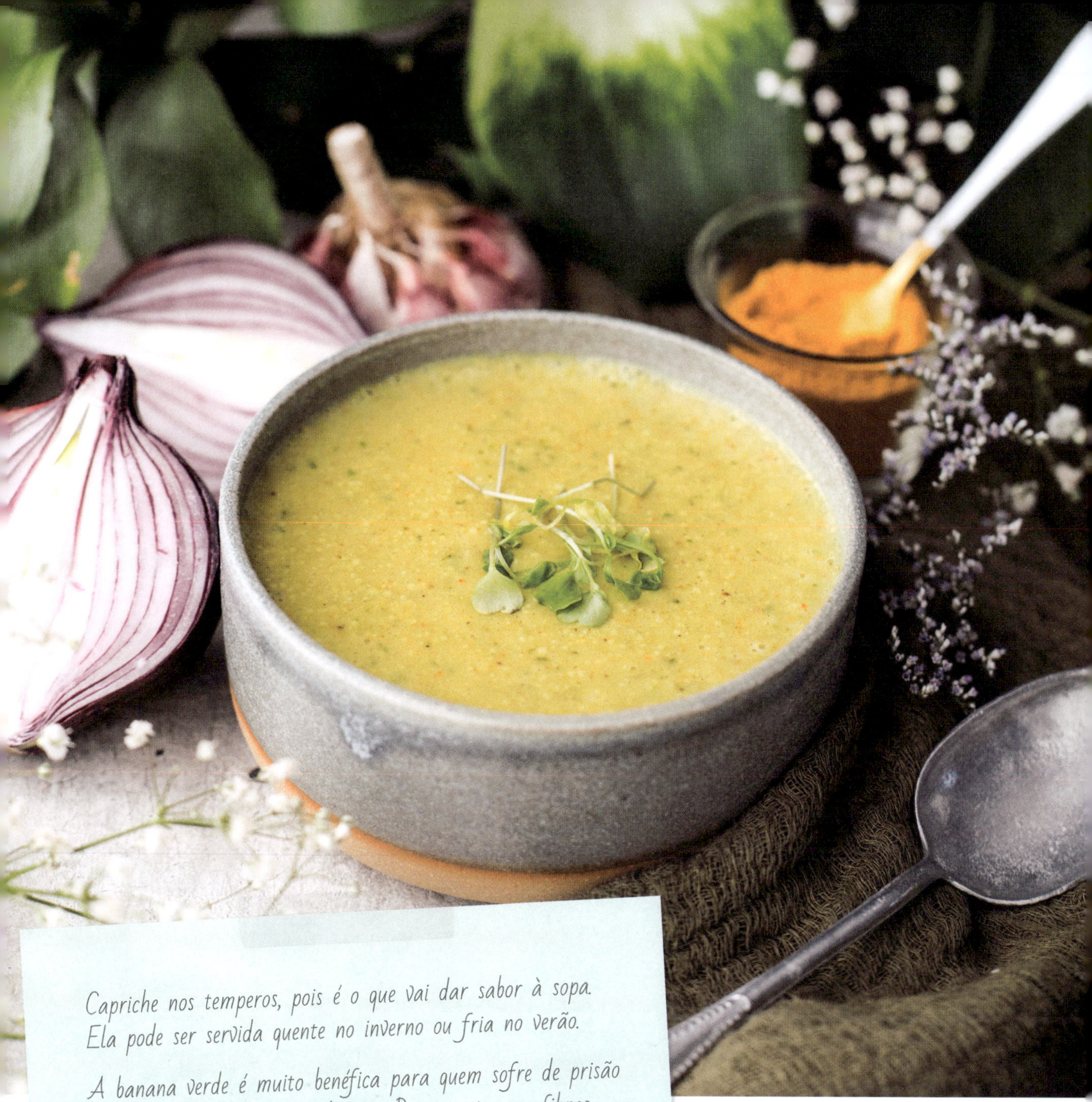

Capriche nos temperos, pois é o que vai dar sabor à sopa. Ela pode ser servida quente no inverno ou fria no verão.

A banana verde é muito benéfica para quem sofre de prisão de ventre. Ela se torna prebiótica. Por ser rica em fibras, ainda previne o câncer de cólon. Consumindo diariamente, você também ajusta os níveis de açúcar do sangue, evita a diabetes (ou a combate), diminui o colesterol, previne doenças cardiovasculares e pode até emagrecer. Sorte que temos banana por todo canto. Bora embananar a vida.

Sopa de cebola caramelizada com batata-doce

Ingredientes

- 1 cebola-roxa média (ou cebola comum)
- 1 xícara (chá) de batata-doce cozida (ou assada)
- 2 dentes de alho
- 1 colher (sopa) de cebolinha fresca
- 1 colher (sopa) de salsinha fresca
- 1 colher (café) de sal
- 1/2 colher (café) de pimenta-do-reino
- 1 pitada de noz-moscada
- 1 pitada de cominho
- 1 pitada de coentro
- 1 colher (café) de orégano desidratado
- 1 xícara (chá) de água
- 1 colher (sopa) de azeite

Modo de fazer

Corte metade da cebola grosseiramente e escalde em água fervente (pode escaldar os dentes de alho junto). A outra metade, reserve.

Bata no liquidificador a batata-doce cozida e todos os outros ingredientes até virar um creme lisinho. Aqui você decide a consistência. Se desejar mais grosso, coloque menos água. Se preferir mais fluido, acrescente mais água. Bata bem.

Corte a outra metade da cebola em tirinhas e leve para uma frigideira com:

- 2 colheres (sopa) de vinagre balsâmico
- 1 colher (chá) de melado de cana
- 2 colheres (sopa) de água
- Pitada de sal

Mexa em fogo baixo até ela ficar levemente transparente.

Sirva por cima da sopa.

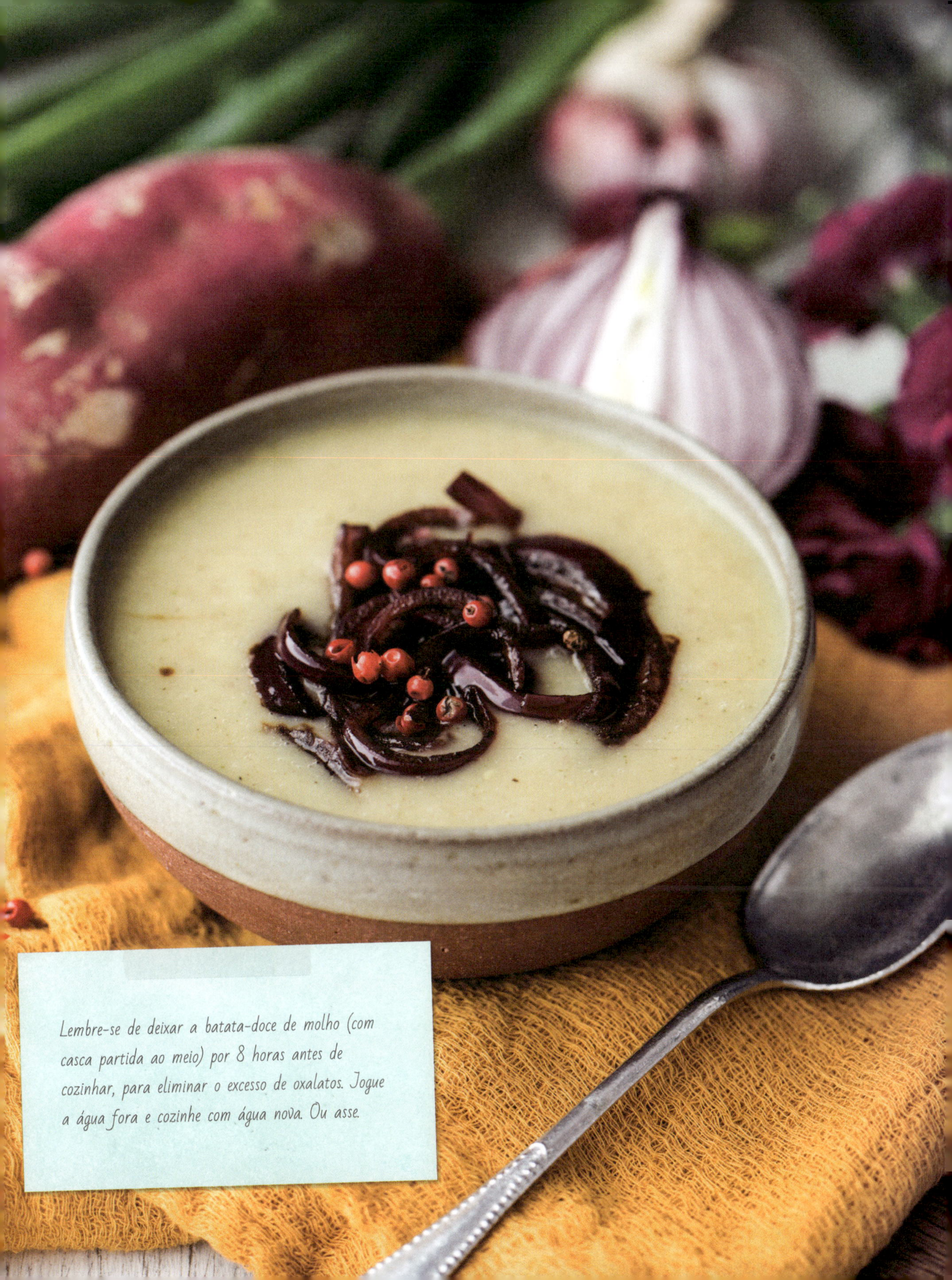

Lembre-se de deixar a batata-doce de molho (com casca partida ao meio) por 8 horas antes de cozinhar, para eliminar o excesso de oxalatos. Jogue a água fora e cozinhe com água nova. Ou asse.

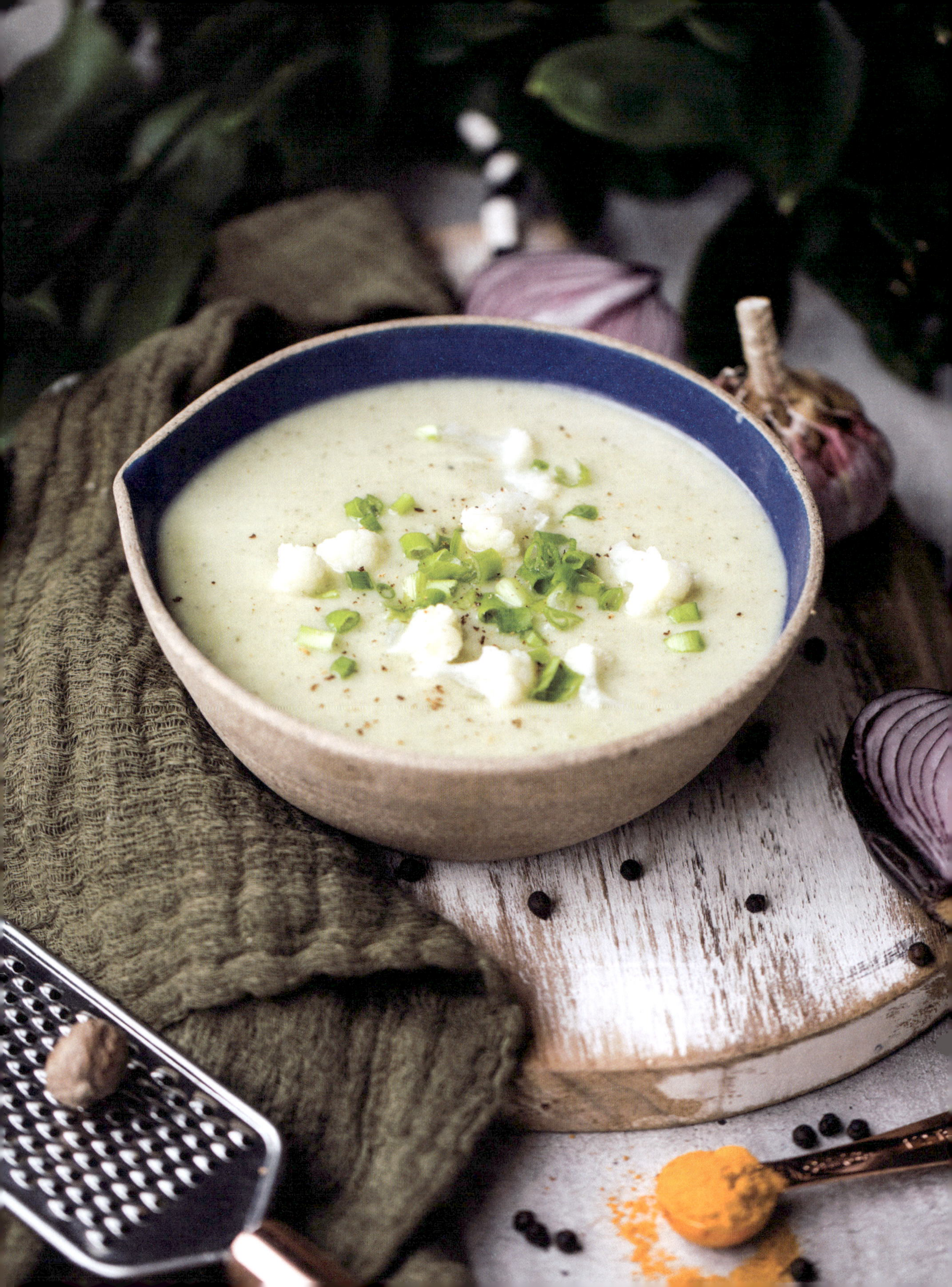

Sopa de couve-flor e inhame

Ingredientes

- 1 xícara (chá) de inhame cozido e amassado — *sem casca*
- 1 e 1/2 xícara (chá) de couve-flor cozida
- 1 colher (café) de sal
- 1/2 cebola
- 2 dentes de alho — *ou 1 colher (chá) de alho em pó*
- Noz-moscada a gosto
- Pimenta-do-reino a gosto
- 1/2 colher (café) de cúrcuma
- 1 colher (sopa) de cebolinha fresca picada
- 1 colher (chá) de salsinha fresca picada — *ou coentro*
- 1 colher (chá) de tomilho fresco
- 1 colher (sopa) de levedura nutricional — *opcional*
- 1 colher (sopa) de azeite
- 1 xícara (chá) de água

Modo de fazer

Bata todos os ingredientes (mas reserve 1/2 xícara da couve-flor) no liquidificador até obter um creme bem lisinho. Misture a 1/2 xícara da couve-flor reservada à sopa. Se preferir, leve ao fogo para esquentá-la. Devore e emocione.

Se desejar mais fluido, coloque mais água. Se desejar mais grosso, menos água.

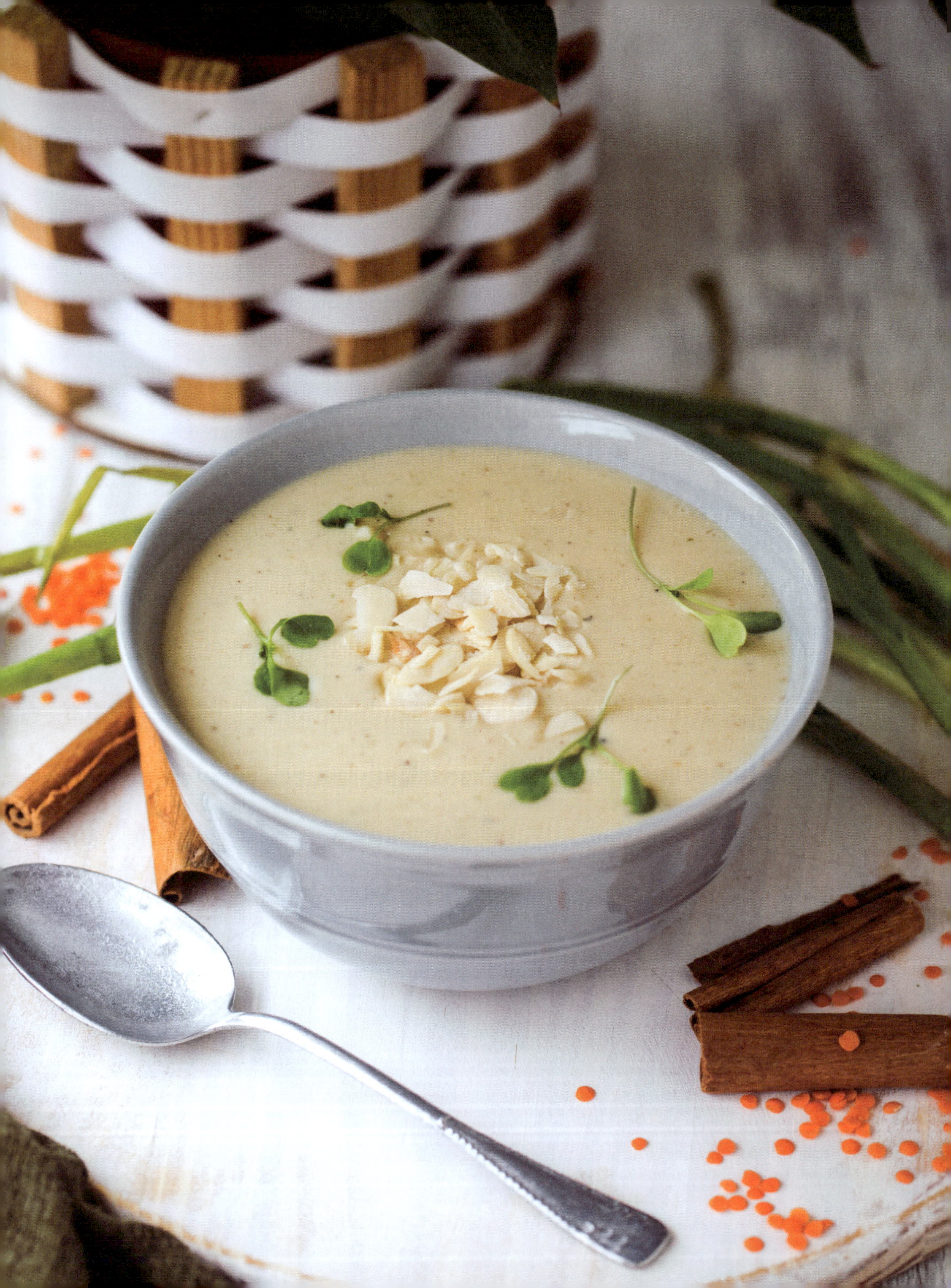

Sopa de lentilha-rosa

Ingredientes

2 xícaras (chá) de lentilha-rosa cozida

1 xícara (chá) de leite de semente de melão (página 60; ou de coco ou de amêndoas)

1 colher (café) de sal

1 colher (sopa) de cebolinha

1 colher (chá) de alho em pó (ou 2 dentes de alho escaldados)

1 colher (chá) de cebola em pó (ou 1/2 cebola escaldada)

1 pitada de canela em pó

1 colher (café) de cominho em pó

1 colher (sopa) de azeite

Modo de fazer

Bata tudo no liquidificador até o creme ficar bem lisinho. Reserve 1/2 xícara da lentilha sem bater e misture em seguida. Se preferir, leve ao fogo para esquentá-la.

Salpique por cima as lascas de coco ou de amêndoas.

A lentinha-rosa é fonte de proteínas e nutrientes e cozinha mais rápido do que a lentilha comum porque tem menos ácido fítico, fazendo com que a sua absorção e digestão também sejam melhores.

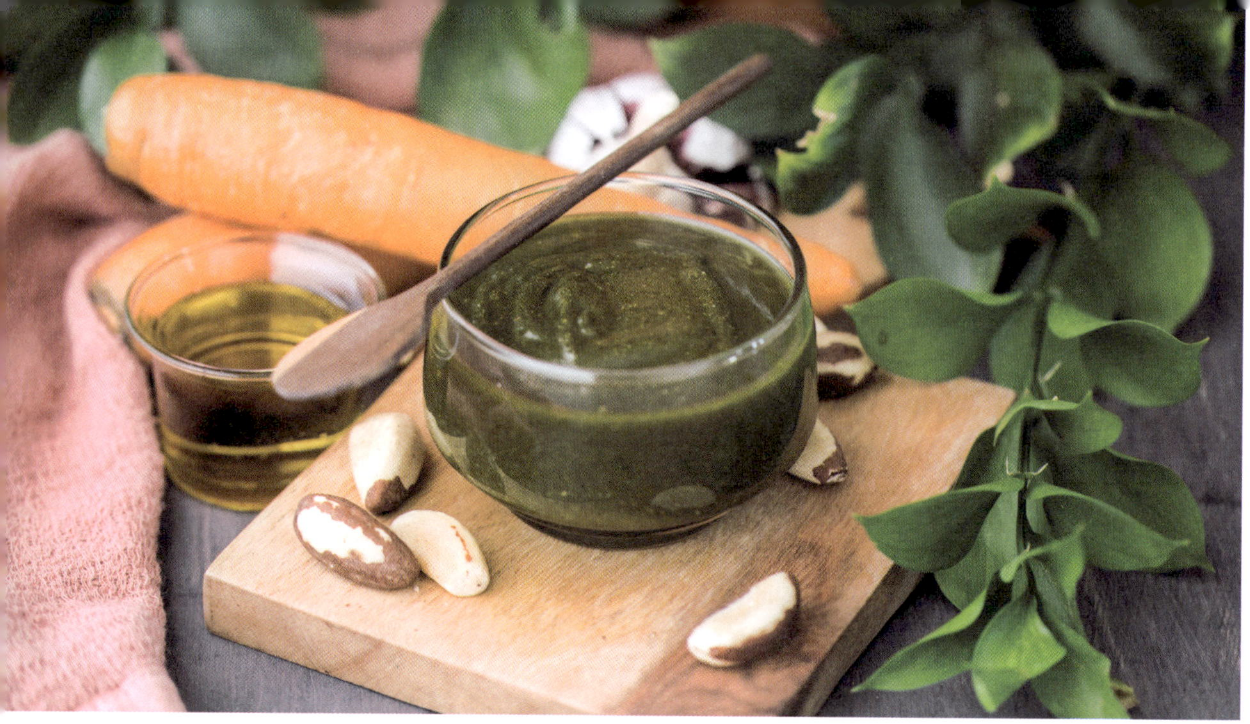

Pesto de rama de cenoura e manjericão

Ingredientes

2 xícaras (chá) de ramas de cenoura

1 xícara (chá) de azeite

1 colher (chá) de levedura nutricional

1 colher (chá) rasa de sal

1/3 de xícara (chá) de castanha-do-pará (ou castanha-baru ou de castanha-de-caju)

1 dente de alho

Modo de fazer

Bata tudo no liquidificador e pronto: só usar com massas, torradinhas, saladas...

Panquecas verdes

Aqui, vamos usar todo o resíduo do suco verde da página 49.

Ingredientes

2 xícaras (chá) de aveia

2 xícaras (chá) de leite vegetal de sua preferência

o de melão, da página 60, serve muito bem!

1/2 xícara (chá) do resíduo do suco verde

sem o limão

1 colher (café), bem rasa, de sal

Modo de fazer

Bata tudo no liquidificador. Leve uma porção à frigideira em fogo médio. Deixe formar bolhas e vire com cuidado com uma espátula. Deixe por mais 1 minuto.

Essa receita rende 5 panquecas.

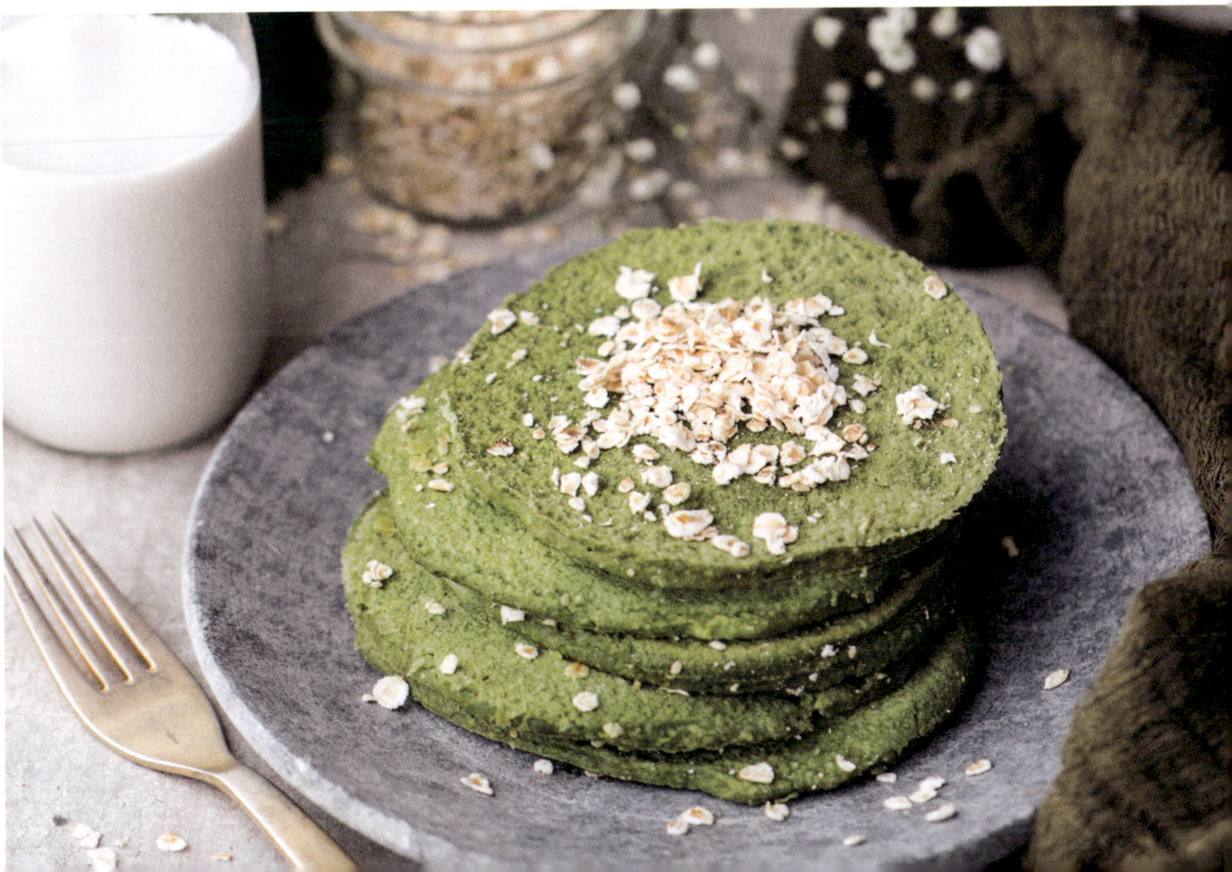

Saladas com

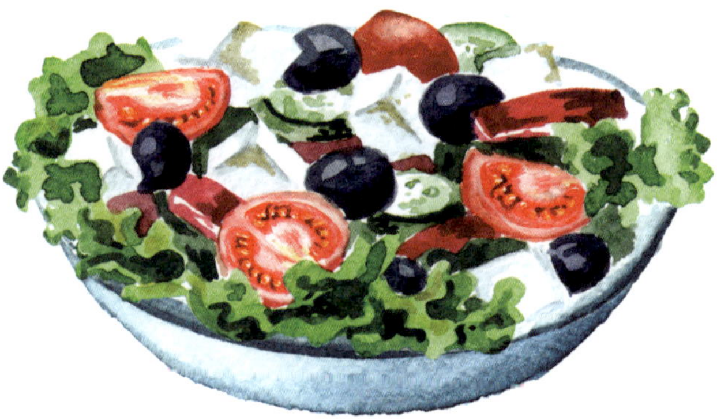

molhinhos emocionantes

Qual a diferença entre vegetariano, vegano e *plant-based*?

Vegetariano estrito não come nada de origem animal. É o nome correto para quem não come nenhum tipo de carne, peixe, ovo, leite e seus derivados, nem mel.

O ovolactovegetariano não come carne, mas come ovo e derivados do leite. Popularizou-se de forma errada chamá-lo de vegetariano.

Plant-based é a alimentação à base de plantas, sem químicas e saudável.

Vegano não come nem consome nenhum produto de origem animal. Também não usa lã, couro ou seda. Não usa cosméticos ou produtos de limpeza que contenham ingredientes de origem animal ou testados neles. Pode consumir produtos saudáveis ou não, desde que sejam livres de crueldade.

Quanto a mim? Eu sou uma vegana *plant-based* e todas as receitas que ensino também.

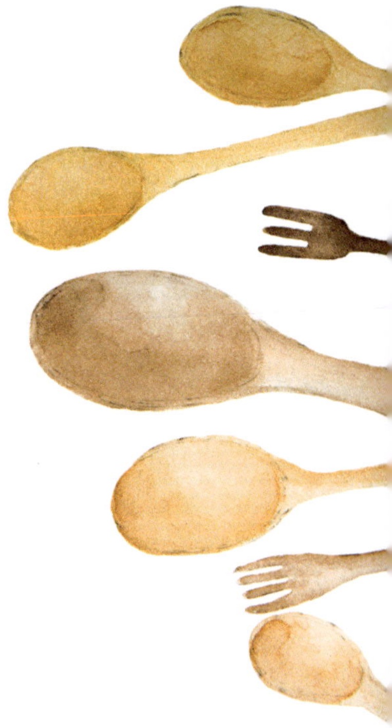

Como é sua saúde?

Eu curei todos os males do meu corpo sem remédios. Parei de me inflamar e me prejudicar com venenos considerados alimentos.

Tirei da minha alimentação tudo que não fosse produto da terra. Depois de tirar leite e derivados, minha saúde já era outra em uma semana. Parei também com o glúten, industrializados e, em seguida, tirei o ovo da minha vida. Em dois meses eu virei outra pessoa. Posso dizer que existem duas fases em minha existência: a de quando nasci até quando me tornei vegana, e renasci. Um divisor de águas.

Faz 15 anos que não tenho problema de saúde, nem gripe, nem refluxos, dores de cabeça ou inflamações de garganta. Depois de toda mudança em minha alimentação não tenho mais as crises de pânico que me acompanharam na adolescência – contei sobre isso no *Diário de uma vegana*.

Mas você só come plantas?

Sim, só plantas. Feijão é planta. Arroz é planta. Lentilha, grão-de-bico, coco, quinoa, painço, cacau, castanhas, todas as frutas, todos os legumes, vegetais, cereais. Você fecha uma janelinha cruel e abre um portal gigante de alimentos na natureza que nem sabia que existia e infinitas possibilidades de receitas e alquimias. Você apenas muda ingredientes.

Você pode comer bolo, torta, panquecas, crepes, sorvetes, brigadeiros, docinhos, fondue, lasanha, pizza, nhoques, chocolate, milkshakes e tudo o que gosta. Se souber preparar direitinho, serão muito mais gostosos e muito mais saudáveis.

As melhores comidas que já experimentei na vida são veganas e à base de plantas. Boa parte delas eu mesma criei. E estão neste livro.

Não gosto de salada, mas sei que é essencial para minha alimentação. Alguma dica?

Se você tem dificuldade em comer salada é porque não comeu com um molhinho emocionante. Quando, no restaurante, trazem aquela bandejinha oval de alumínio com quatro folhas de alface, algumas fatias de tomate e uma cenoura desmaiada, é desanimador mesmo. Mas essa não pode ser a sua referência de salada.

Invista em contrastes de texturas: diferentes tipos de folhas, coloque uma crocância e um molhinho gostoso. Mas não esses prontos, cheios de gordura e conservantes, vendidos em supermercados, faça o seu!

Coloque também gergelim ou castanhas, sementes de girassol ou de abóbora descascadas, cascas tostadas, sementes de melancia tostadas (receita que tem no *Diário de uma vegana*).

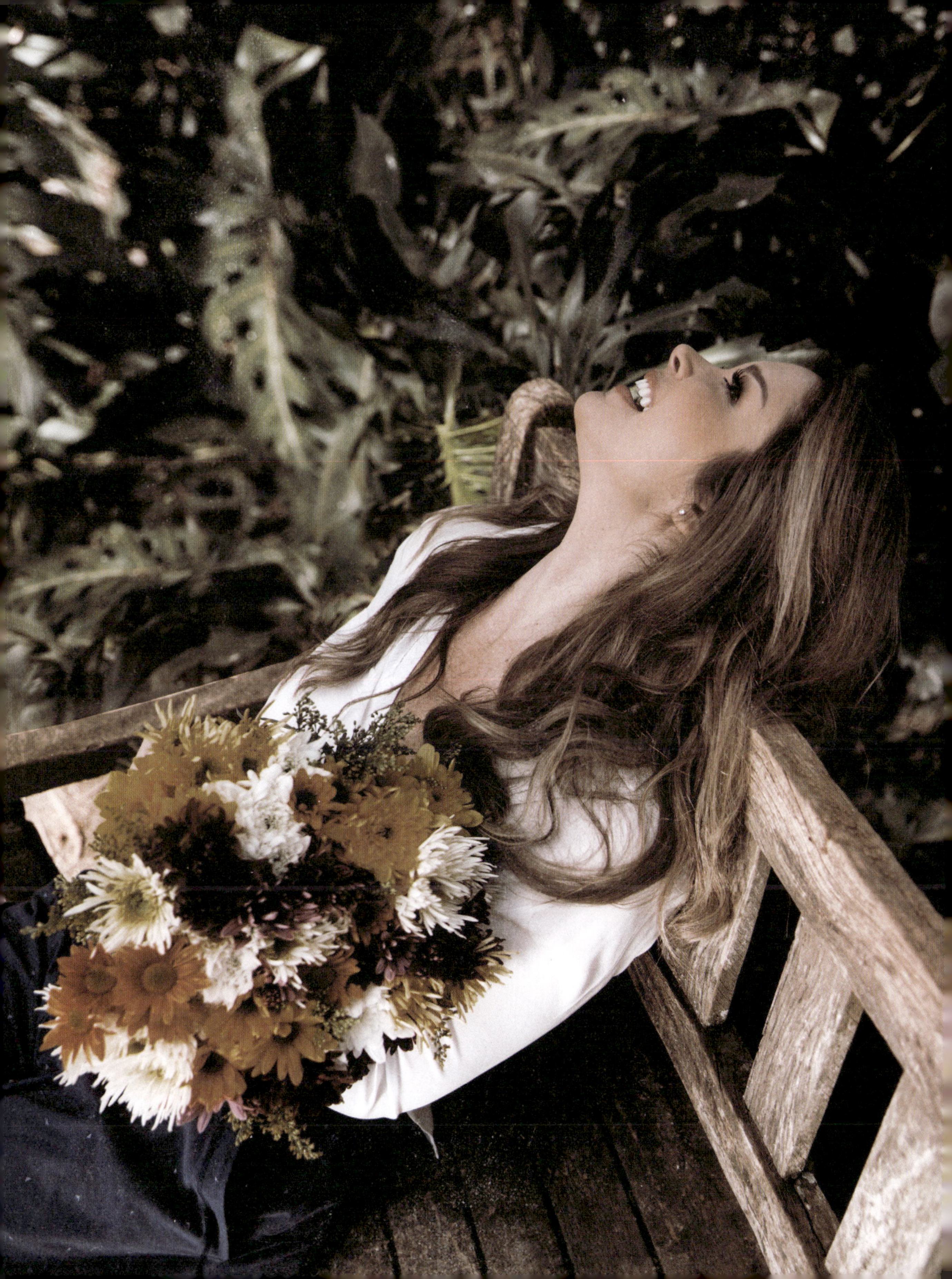

Saladão

Ingredientes

Folhas verdes

Brotos

Tomate-cereja

Brócolis

Couve-flor

Sementes de abóbora

Damasco

Abacate

PANCs → azedinha

Flores → amor-perfeito

Modo de fazer

Corte a couve-flor e o brócolis em pedaços menores. Toste a semente de abóbora. Pique o abacate e os damascos e misture aos outros ingredientes. Sirva com o molho de sua preferência. A seguir, sugiro três deliciosos molhinhos. É só virar a página!

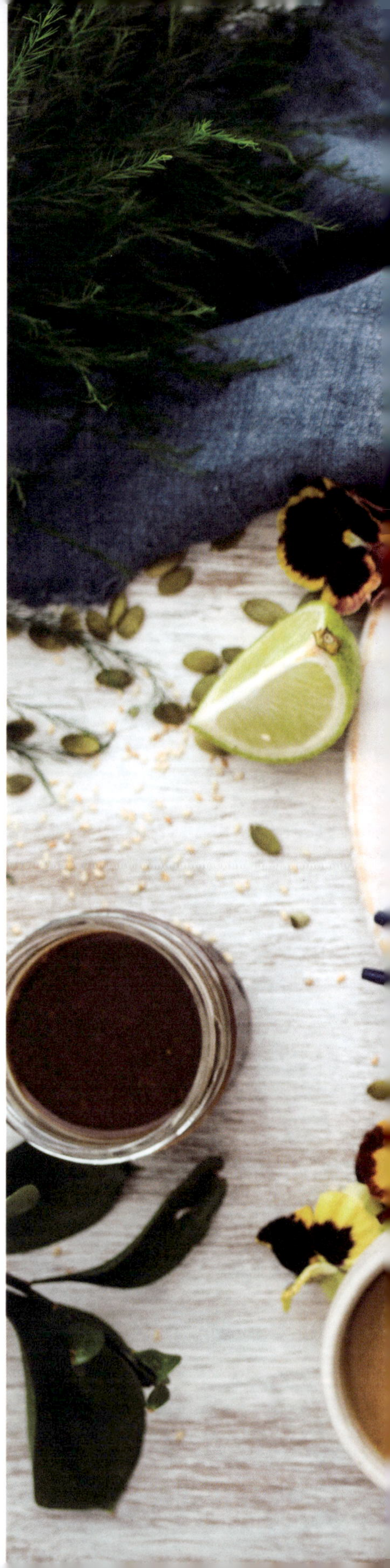

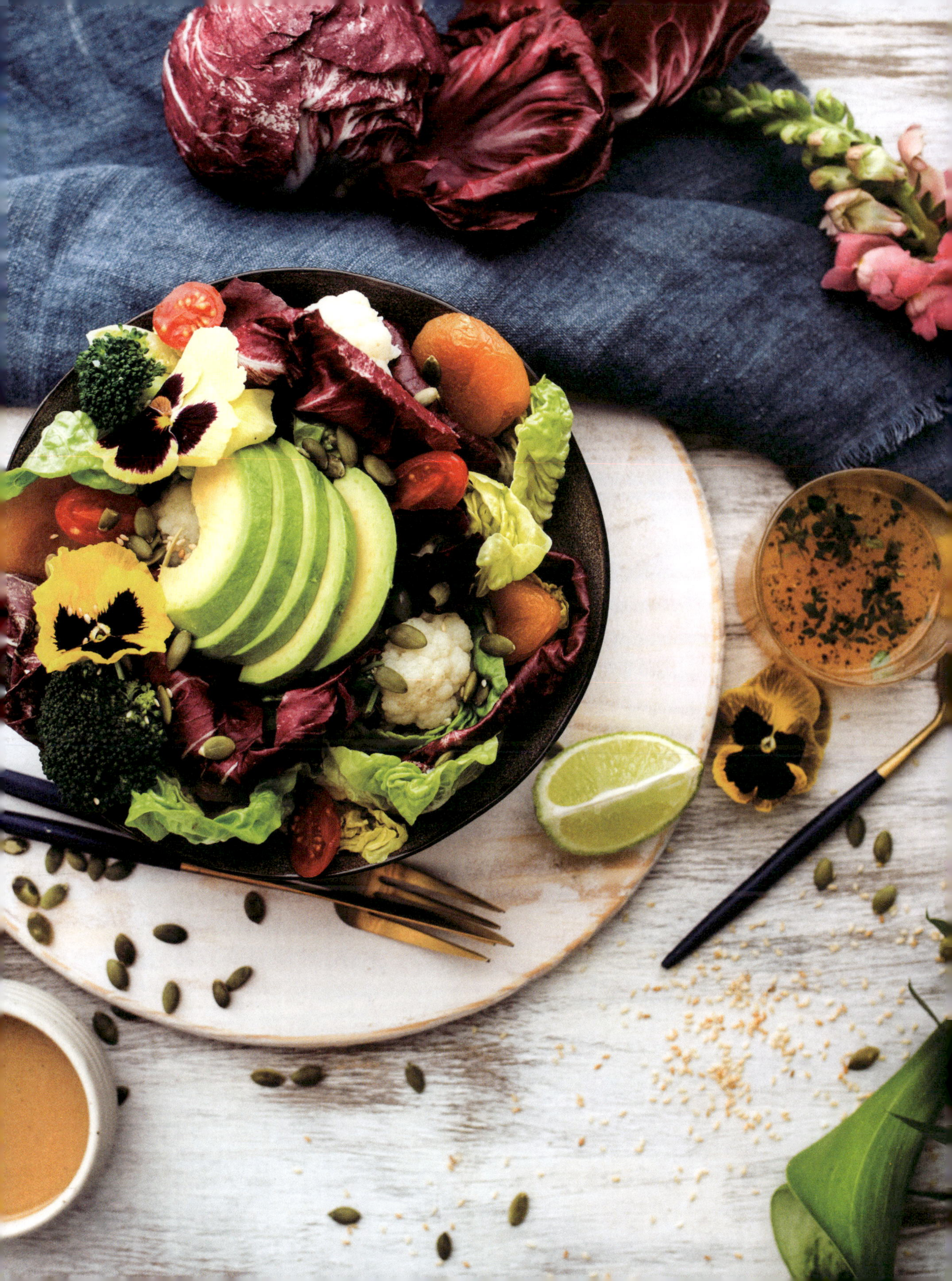

Molho de tahine

Ingredientes

1 colher (sopa) de tahine

com pasta de amendoim ou castanhas também fica bom

1/2 limão espremido

1 colherzinha (café) de melado de cana

se não quiser adocicado, não coloque

Pitada de sal

Modo de fazer

Misture bem numa tigelinha com uma colher. Se quiser mais fluido, acrescente um pouquinho de água.

Molho de laranja e óleo de gergelim

Ingredientes

Suco de 1 laranja espremida

1 colher (sopa) de óleo de gergelim torrado

com azeite também fica bom

Pitada de sal

Pitada de pimenta-do-reino

1 colher (café) de orégano

ou tomilho

Modo de fazer

É só misturar!

Molhinho agridoce de mostarda e melado

Ingredientes

2 colheres (sopa) de vinagre balsâmico

1 colher (chá) de melado de cana

1 colher (sopa) de mostarda de dijon

1 colher (sopa) de água

Pitada de sal

Pitada de pimenta-do-reino

ou néctar de coco. Se quiser evitar as calorias, pingue 2 gotas de estévia pura.

Modo de fazer

Misture tudo com uma colher numa xícara.

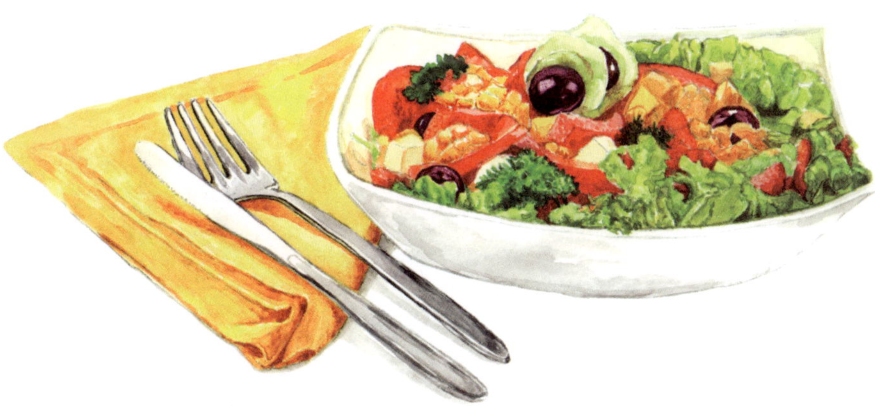

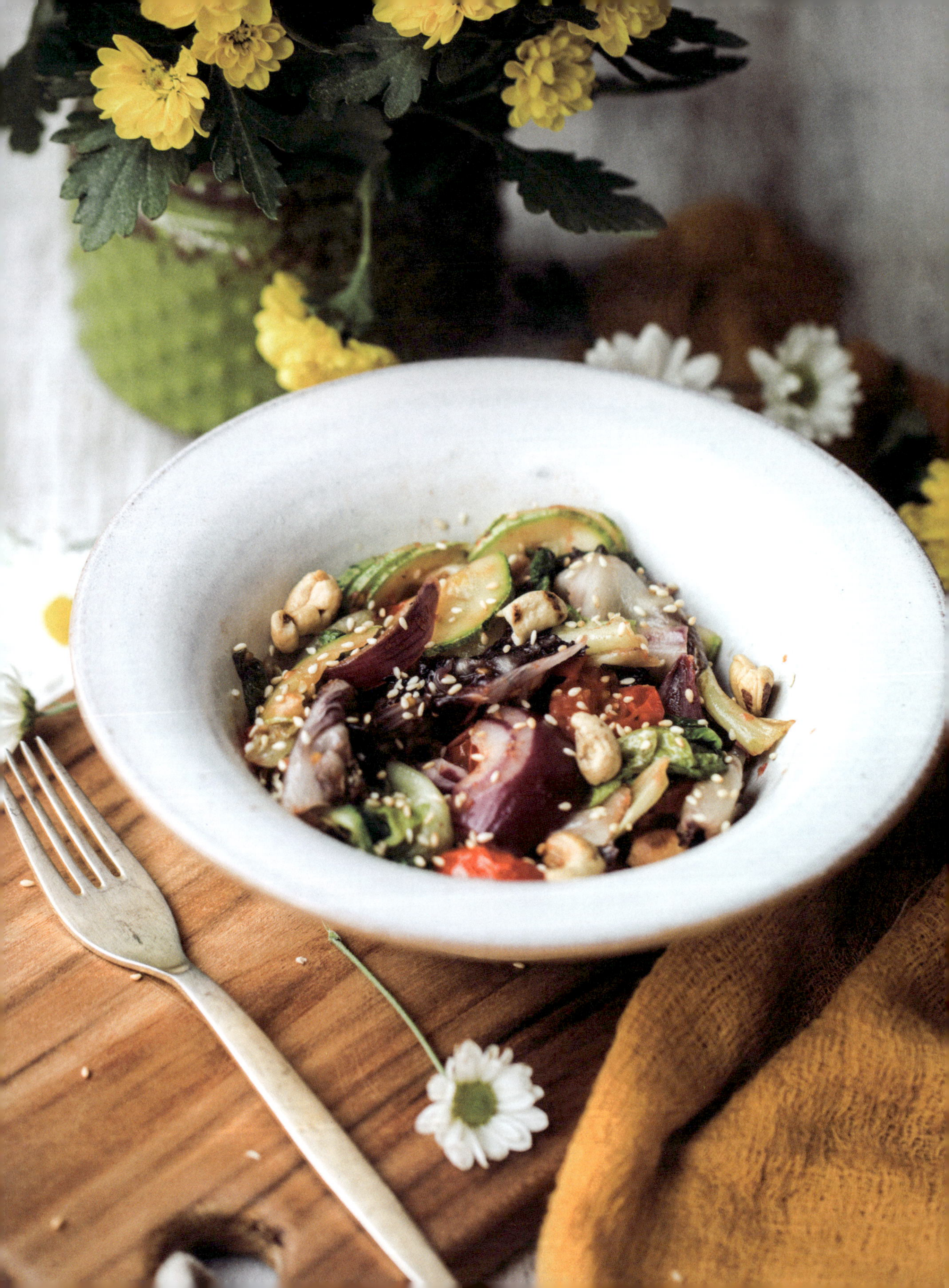

Salada quente

No inverno a tendência é diminuir o consumo de saladas, pois nosso corpo sente necessidade de comidinhas mais quentes e de mais calorias. Você pode fazer uma salada quente!

Ingredientes

1/2 cabeça de alface-lisa ou crespa

1 punhado de rúcula (ou a escarola ou as folhas da beterraba)

1/2 xícara (chá) de abobrinha ralada

1/2 xícara (chá) de tomate-cereja cortado ao meio na longitudinal

1 dente de alho picado

1/4 cebola-roxa fatiada

Sal a gosto

Pimenta-do-reino a gosto

Cominho a gosto (opcional)

Coentro moído (opcional)

2 colheres (sopa) de azeite (ou 1 colher (sopa) de óleo de coco)

Modo de fazer

Leve tudo a uma frigideira e mexa com uma espátula até reduzir bem.

Escolha um dos molhinhos e jogue por cima.

Legumes assados

Mais gostoso, prático e fácil que esse prato, não tem.

Ingredientes

Legumes crus: batata-doce, abóbora-cabotiá, berinjela, cebola-roxa, alho com casca, abobrinha

1 colher (sopa) de tahine

2 colheres (sopa) de água

Pitada de sal

Pitada de pimenta-do-reino.

Modo de fazer

Escolha alguns legumes, corte em fatias ou pedaços pequenos. Tempere a gosto com sal, pimenta-do-reino, fio de azeite, alecrim fresco.

ou tomilho, páprica, orégano, manjericão

Misture com as mãos e leve ao forno numa assadeira a 200°C por uns 45 minutos.

Nos 15 minutos finais acrescente passas, se gostar.

Depois de assados, gosto de finalizar com o molho tahine.

Dica: a batata-doce precisa ficar de molho (crua, com casca cortada ao meio) por 8 horas antes de assar, para eliminar o excesso de ácido oxálico e assim facilitar a digestão, a absorção de nutrientes e não gerar desconfortos abdominais.

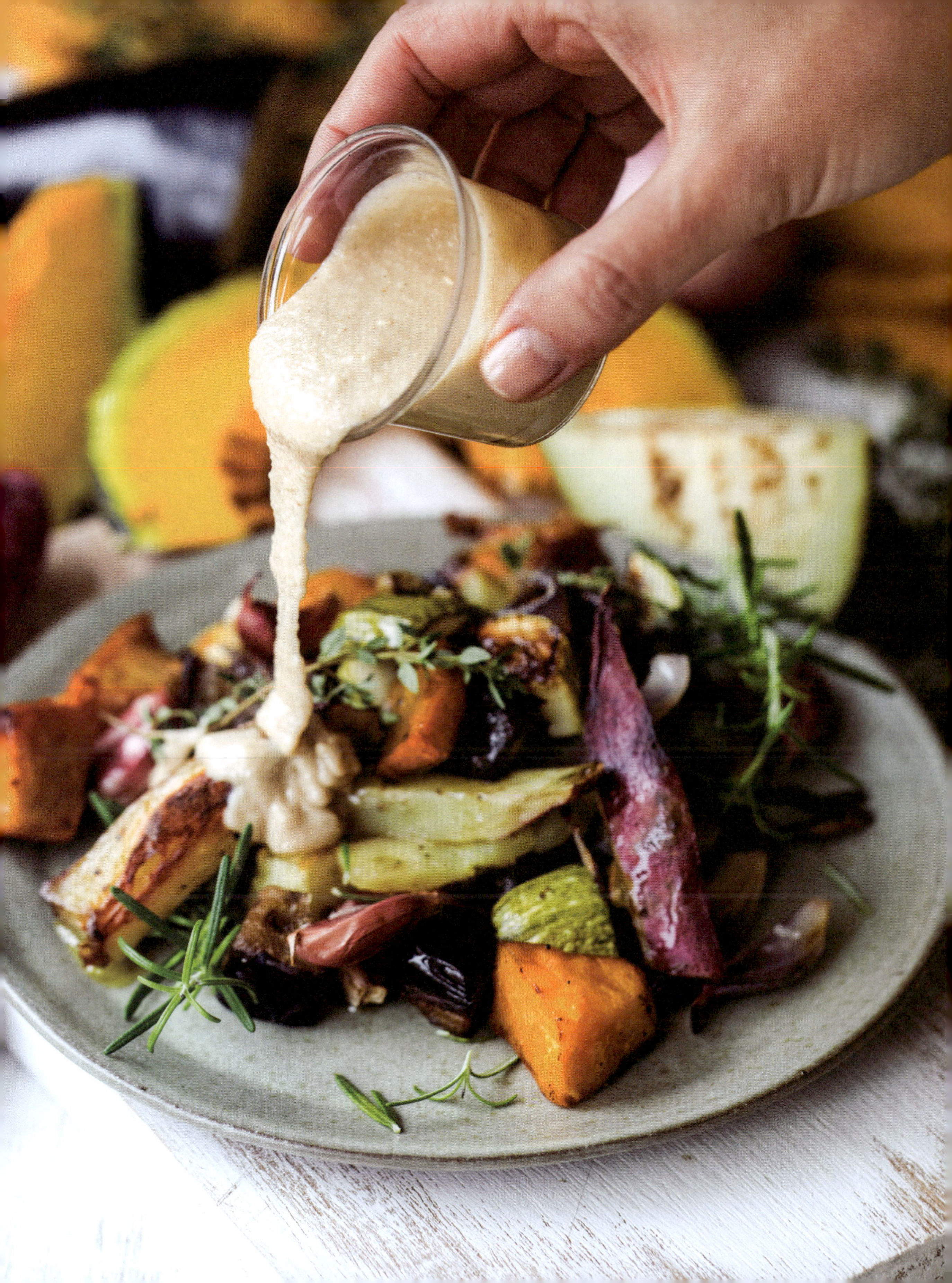

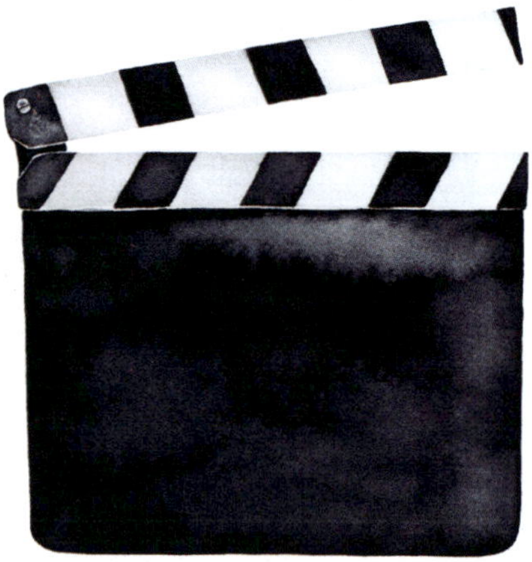

Para assistir e despertar

É difícil ser vegana?

A única parte difícil de ser vegana não é a comida. Essa é a melhor parte, a mais gostosa, a mais prazerosa descoberta diária. Você adquire rapidamente os hábitos de consumo sem crueldade, como o couro que vai ficando pesado no corpo, e naturalmente começa a repensar sua forma de viver. Tudo fica mais simples, você vai precisando cada vez de menos coisas. Não deseja mais ter 5 bolsas de couro legítimo, uma de cada cor, porque sabe agora que esse couro legítimo era um bebê que não escolheu virar bolsa.

A parte difícil de ser vegana é perceber um lado escuro e egoísta do ser humano. É ver as pessoas que você mais ama ainda resistentes a despertar, apegadas ao próprio prazer e vaidade. Elas se negam a enxergar a verdade, que animais não são comida ou produtos. Muitos veganos se ressentem pela falta de compreensão por parte dos amigos e da família. Te digo uma coisa: se você se respeita, ninguém te desrespeita. Se você se mostra saudável, bonito, seguro, sereno e tem embasamento científico para responder às curiosidades, não tem como alguém lhe afrontar. Você deve ser o cartão de visitas do que acredita e pratica. Não é o que você fala, é o que você é, como se mostra e como age.

Segundo uma citação que é atribuída a Schopenhauer[6], toda verdade passa por três estágios: no primeiro ela é ridicularizada. Então pense que, se fizerem piada com você, já é um bom início. Respire fundo. O segundo estágio é a rejeição com violência. Se te atacarem, é porque estarão realmente incomodados – algo já está se transformando. No terceiro estágio, a verdade é aceita como clara: o despertar. E você deve estar pronto para receber de coração aberto quem te "atacou". Ele vai precisar de você. Comemoramos a data de nosso despertar como se fosse um segundo aniversário, pois é assim que nos sentimos: renascendo.

Lembre-se de que um dia você também estave "dormindo", por isso tenha compaixão

6 https://cs.uwaterloo.ca/~shallit/Papers/stages.pdf

com quem ainda não despertou. Não vemos a crueldade na cidade, ela está disfarçada nas embalagens charmosas e em nomes bonitos nos cardápios. Então, assista sempre aos documentários disponíveis na internet. E convide sua família e seus amigos para assistir com você. E se você já assistiu, assista de novo para lembrar.

Dicas do que assistir:

- *What the Health*
- *Cowspiracy*
- *Terráqueos*
- *A carne é fraca*
- *Forks Over Knives*
- *Food Choices*
- *Dominion*
- *Okja*
- *Heal*
- *The Game Changers*

E a proteína?

Pense nos animais de grande porte, como bois, girafas, elefantes, cavalos, zebras, pandas, gorilas, alces, camelos, peixes-boi. Do que se alimentam? De onde vêm as proteínas? Das PLANTAS, baby... das plantas.

Outra coisa: você sabe quanto de proteína precisa por dia? Se não sabe, por que tamanha preocupação? Seu nutricionista pode calcular a quantidade e te ensinar a se alimentar com sabedoria para que não falte proteína e nenhum nutriente. É muito difícil faltar se você tem uma alimentação saudável e inteligente. Normalmente a quantidade necessária vai de 0,8 g a 1,2 g por quilo do seu corpo. Então se você tiver 65 kg, vai precisar em média de 65 g de proteína. 100 g de linhaça dourada tem 23 g de proteína. Chia tem 18 g de proteína em 100 g. 200 g de tofu tem 18 g de proteína. 100 g de amaranto tem 23 g de proteína. Feijão, arroz, grão-de-bico, quinoa, ora-pro-nóbis... tudo proteína! Quase todos os alimentos vegetais têm proteína em menor ou maior quantidade. Até a goiaba tem, em média, 2,5 g de proteína em 100 g da fruta.

No caso do ômega 3, se o peixe que come a alga tem ômega 3, você deve ir direto à fonte: algas, linhaça, chia, cânhamo, nozes, amêndoas, vegetais de folhas verdes (espinafre, brócolis e repolho-verde), leguminosas (ervilhas, feijões, lentilhas, grão-de-bico).

Vale sempre lembrar: consulte um nutricionista apto a atender vegetarianos para que te ensine a calcular e a medir em porções suas necessidades alimentares diárias. Felizmente, muitos profissionais da saúde já analisam e mudam a dieta alimentar de seus pacientes antes mesmo de começar a medicá-los.

Vou precisar tomar vitamina B12?

Talvez sim. A maioria das pessoas precisa, não apenas vegetarianos. A diferença no índice de deficiência de B12 entre carnistas e veganos é de menos de 10%.[7] Existe uma epidemia de deficiência de B12 generalizada derivada de outros motivos além da ausência da proteína animal. A B12 não tem origem animal, mas sim bacteriana. Sempre consumimos essas bactérias

7 https://www.svb.org.br/home/205-vegetarianismo/saude/artigos/132-vitamina-b12-e-vegetarianismo

por meio de uma alimentação vegetariana. Mas devido aos riscos por contaminação de doenças, houve um avanço no saneamento básico, nas esterilizações dos alimentos e na higiene pessoal. O lado positivo de minimizar esses riscos nos afastou do acesso a essa vitamina. Como a água e os alimentos dos animais não passam por uma higienização tão rigorosa, eles ingerem as bactérias que produzem a B12, que se instalam em seus tecidos e secreções. Claro que com as bactérias, acabam ingerindo também outras, prejudiciais. Os criadores de animais então aplicam altas doses de antibióticos e consequentemente eliminam junto as bactérias de B12. Solução? Suplementar os animais com B12 para que humanos tenham acesso a essa vitamina ao consumir esses animais. Só que com a B12, humanos consomem também por meio das carnes ou dos derivados desses animais os hormônios, as gorduras saturadas maléficas, as toxinas e os agrotóxicos acumulados em seus tecidos.

Mais inteligente cultivar-nos dessas bactérias e nos suplementarmos diretamente, não?

E quanto mais natural e saudável sua alimentação for, menos da B12 armazenada em seu organismo seu corpo vai precisar usar. Tudo bem se precisar suplementar. E lembre-se: consulte um médico para saber como estão seus níveis de B12 e quanto dela precisa repor.

Posso ter uma gravidez vegana?

Se você é gestante, vai precisar de acompanhamento médico como toda mulher. Talvez precise tomar um reforço de suplementos nutricionais, do mesmo jeito que uma gestante não vegana também precisaria. E tudo bem.

Crianças podem ser veganas?

Sim. Humanos não precisam se alimentar de animais e de seus derivados em nenhuma fase de suas vidas. Nem na gestação, nem na introdução alimentar, nem na infância, nem nunca. Não precisam e nem deveriam. Você não precisa substituir algo que é ruim para você. Precisa aprender a se alimentar com inteligência para suprir as necessidades diárias de nutrientes, como em qualquer forma de alimentação. Sou o exemplo personificado disso.

A seguir, vou ensinar como fazer receitas deliciosas para reunir a galera para assistir aquele documentário que vai mostrar um pouco do seu mundo para eles.

Fondue de chocolate

Ingredientes

300 g de chocolate 70% cacau

200 ml de leite de castanhas

2 colheres (sopa) de açúcar demerara

2 colheres (sopa) de bons pensamentos

1 xícara (chá) de amor

Modo de fazer

Leve o chocolate ao fogo numa panela em banho-maria. Mexa um pouco enquanto derrete.

Assim que derreter, acrescente o leite de castanhas e o açúcar demerara e misture até ficarem homogêneos.

Sirva com frutas, biscoitos e se lambuze todo(a).

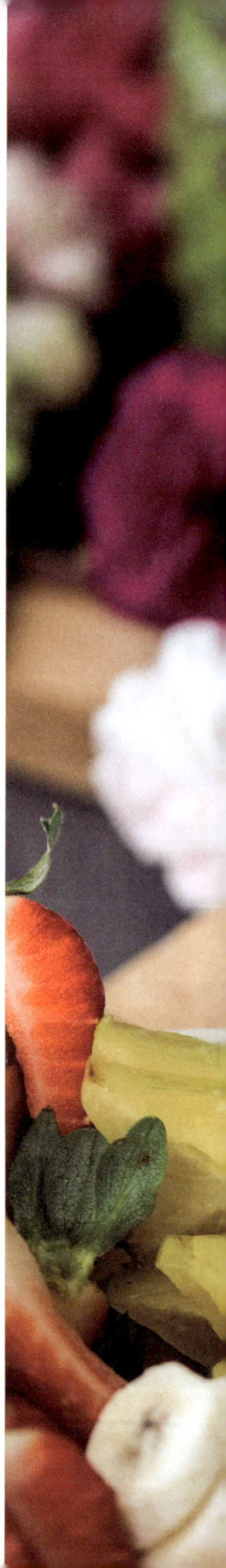

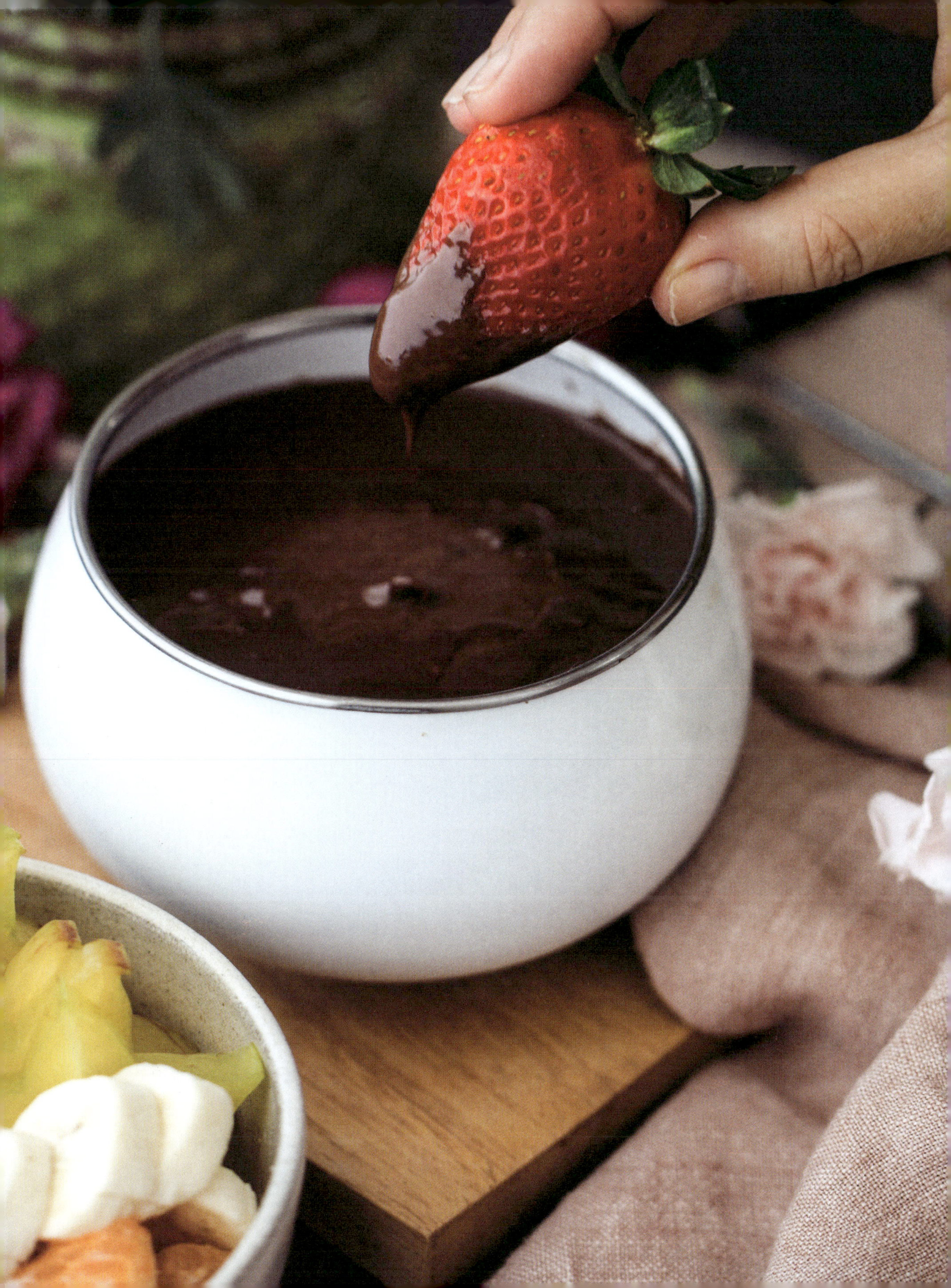

Crepe com "doce de leite"

Ingredientes da massa

1/4 de xícara (chá) de farinha de arroz

3/4 de xícara (chá) de água

1 colher (chá) de fécula de batata — *ou de polvilho*

1 colher (chá) de psyllium

1 colher (chá) de farinha de linhaça dourada

1 colher (sopa) de azeite

Pitada de sal

2 gotas de estévia pura — *opcional*

Modo de fazer

Bata todos os ingredientes no liquidificador (ou com um fouet numa tigela). Derrame numa frigideira antiaderente e deixe por 2 minutos. Depois vire e deixe mais uns 2 minutinhos.

Ingredientes do doce de leite de painço

1 xícara (chá) de painço descascado cozido

3 xícaras (chá) de leite de coco

1 xícara (chá) de açúcar de coco

1 colher (sopa) óleo de coco — *pode usar o sem sabor*

1 colher (café) de extrato de baunilha ou fava — *opcional, mas dá um sabor delicioso*

Modo de fazer

Bata todos os ingredientes no liquidificador até virarem um creme bem liso, depois leve ao fogo baixo numa panelinha e mexa até dar o ponto de doce de leite que você deseja. Ele ficará mais grosso depois de frio. Agora, é só passar no seu crepe.

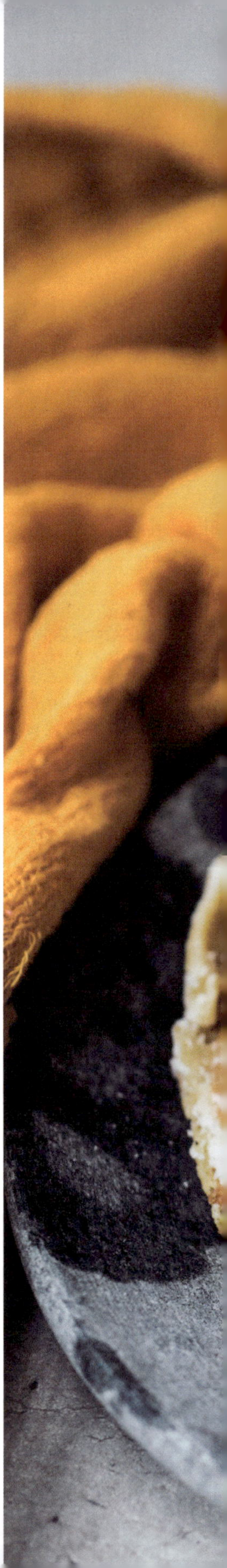

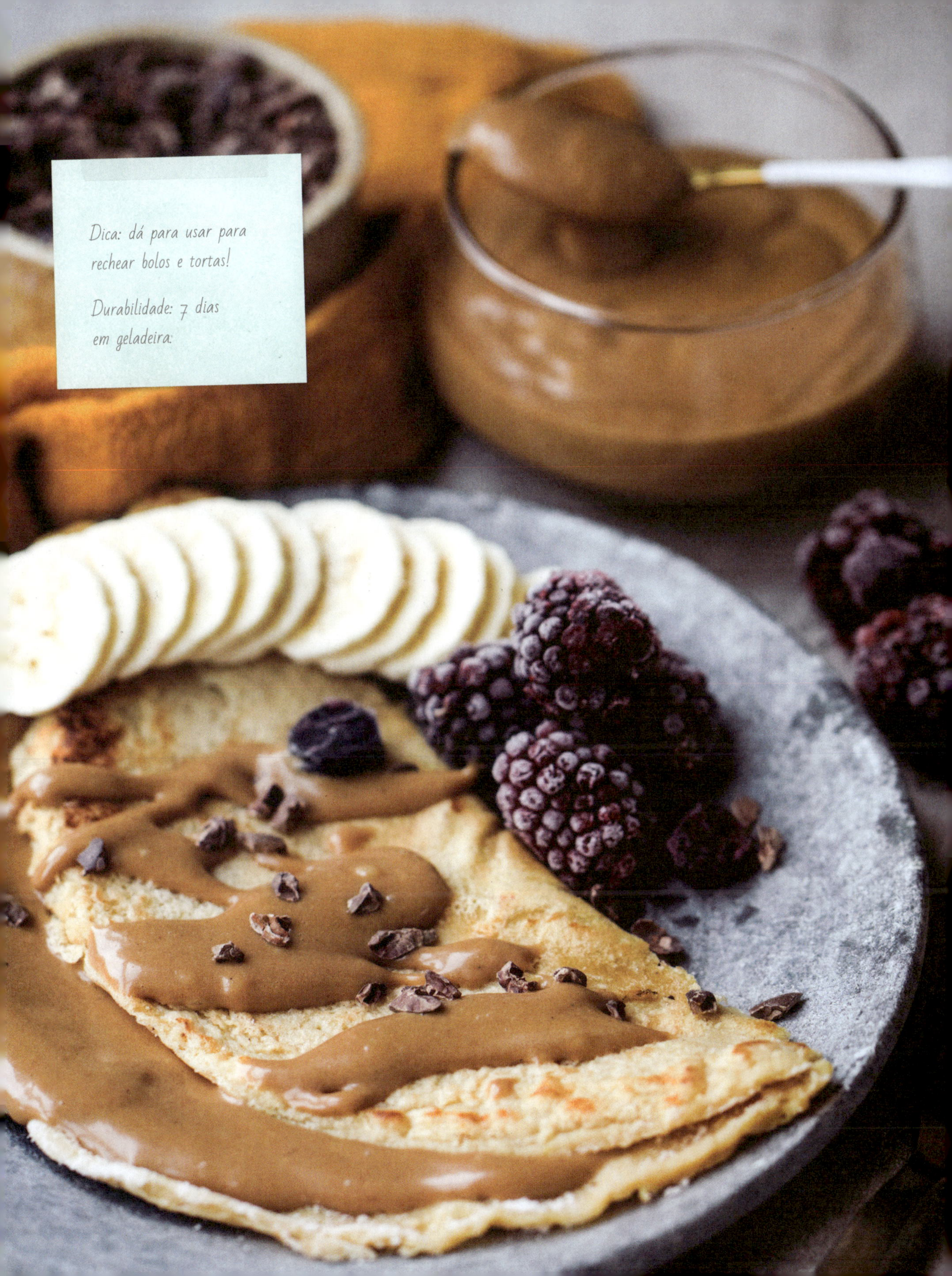

Dica: dá para usar para rechear bolos e tortas!

Durabilidade: 7 dias em geladeira.

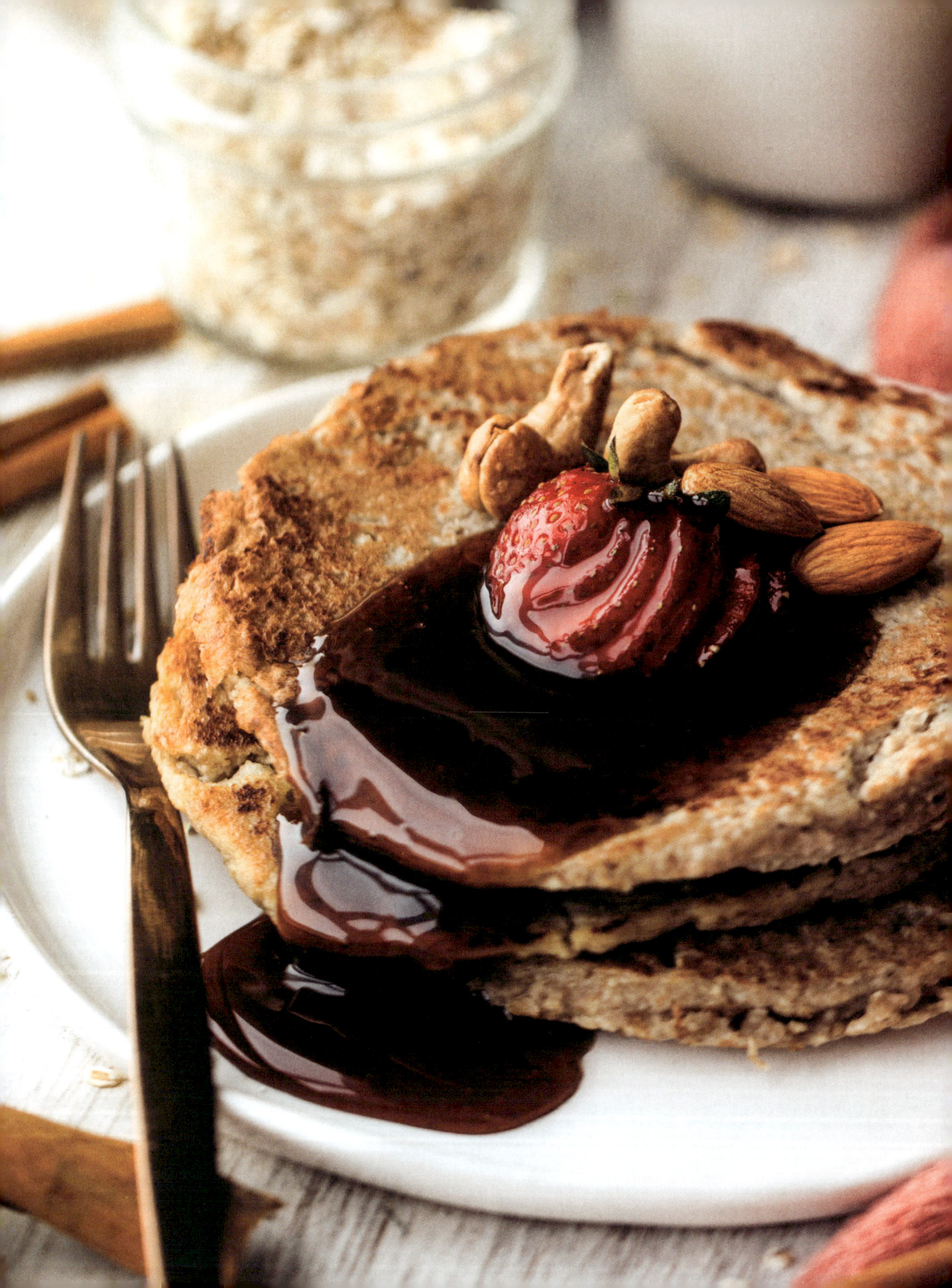

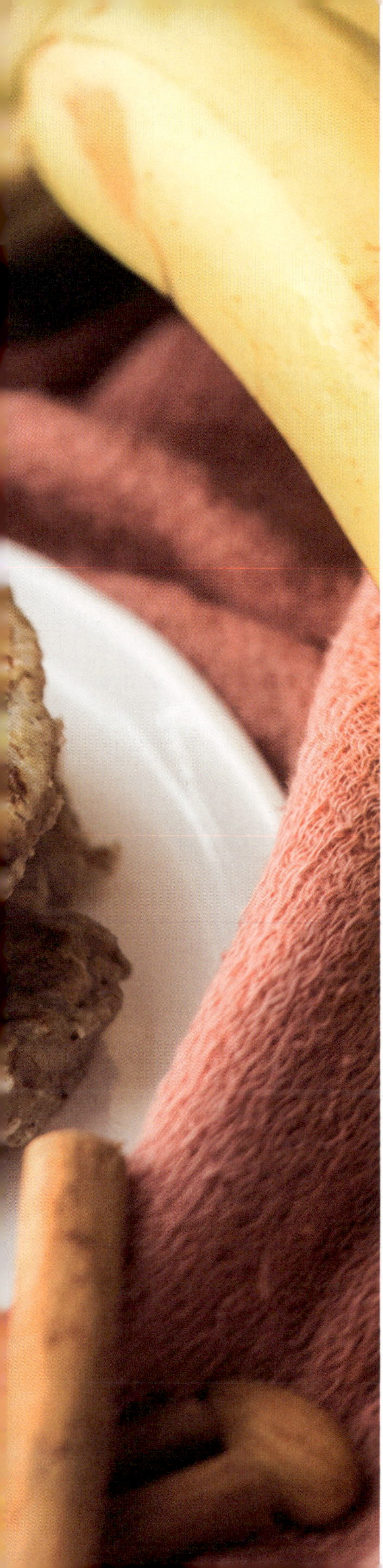

Panqueca delícia

Essa receita não é bem um crepe, é mais uma panqueca superfácil e delícia:

Ingredientes da massa

3 xícaras (chá) de aveia

2 bananas maduras

2 xícaras (chá) de leite vegetal

Modo de fazer

Bata tudo no liquidificador, derrame numa frigideira antiaderente e leve ao fogo. Deixe por 2 minutos e depois vire com cuidado. Mantenha por mais 2 minutos.

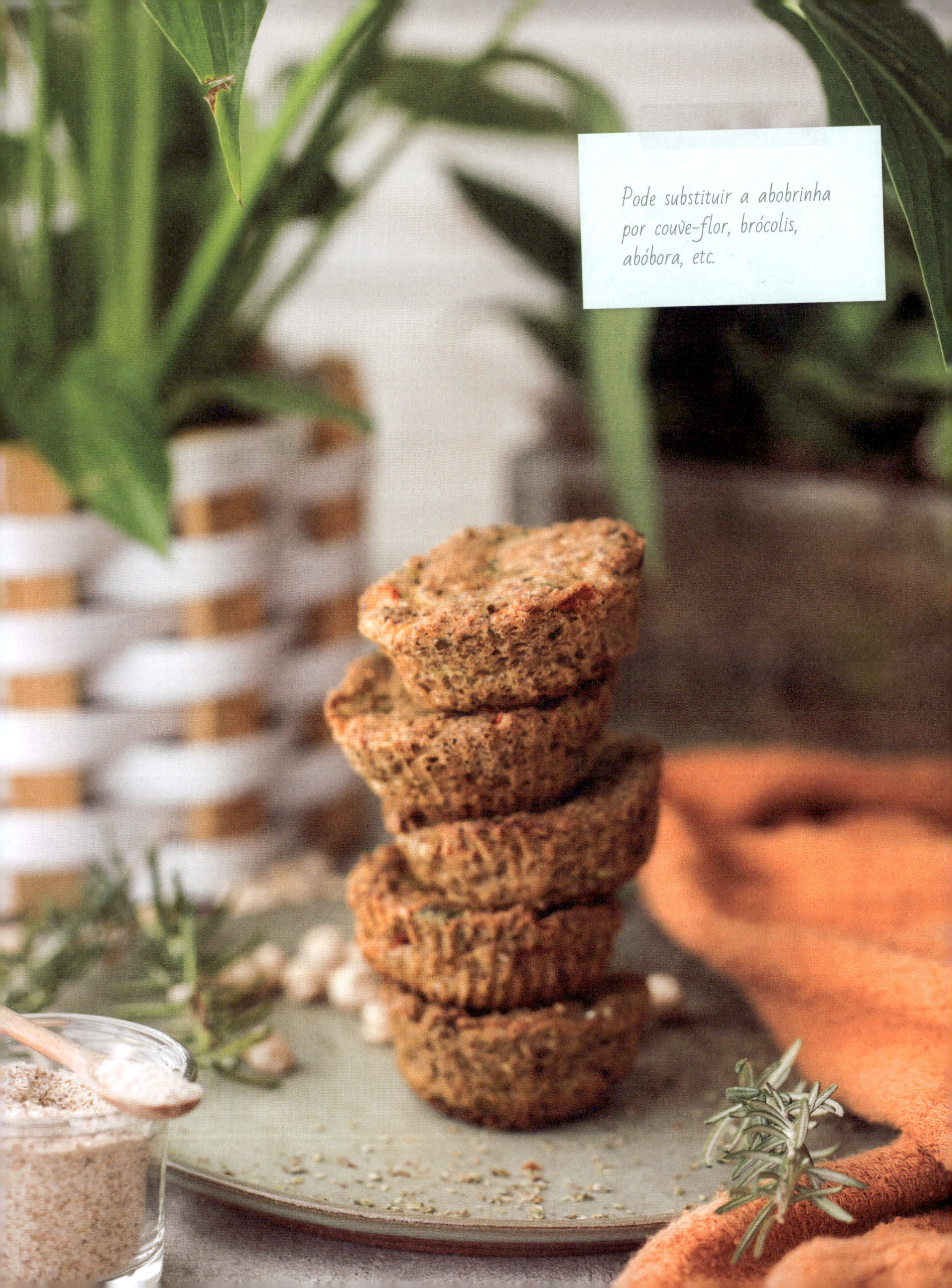

Pode substituir a abobrinha por couve-flor, brócolis, abóbora, etc.

Muffin salgado de abobrinha

Ingredientes da massa

1 xícara (chá) de abobrinha crua ralada

2 colheres (sopa) de farinha de linhaça dourada

1 colher (chá) de chia

1/2 tomate picadinho

3 colheres (sopa) de farinha de grã-de-bico

ou de farinha de arroz

1 colher (sopa) de psyllium

1/2 xícara de água

1 colher (sopa) de azeite

1 colher (café) de sal

Capriche nos temperos: salsinha, cebolinha, alho em pó, orégano, cebola-roxa picada, coentro...

Ingredientes para a fermentação

1 colher (sopa) de fermento

nossa receita de cremor de tártaro e bicarbonato de sódio

1 colher (chá) de vinagre

Modo de fazer

Misture tudo muito bem. Em seguida, para a fermentação, junte o fermento com o vinagre. Deixe reagir por alguns segundos.

Divida em 4 forminhas de muffin e leve ao forno por 35 minutos, a 200°C. Espere esfriar para retirar das forminhas e servir.

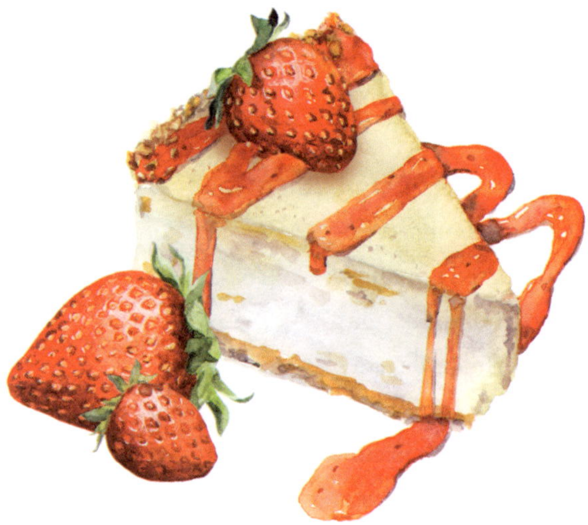

E um docinho?

Nem mel?

Nem mel.

Não consumo nada que tenha origem na exploração de outro ser. Não importa seu tamanho. Abelhas não produzem mel para humanos, mas para seu próprio alimento. Em períodos de frio e adversidades climáticas, ficam impossibilitadas de sair atrás de pólen e néctar, sobrevivem com sua produção estocada e protegida pela cera. Muitas espécies de abelhas já entraram em extinção por fatores naturais e pela ação humana, como o uso de agrotóxicos e agroquímicos.

A quantidade de uma abelha produz em toda sua vida é bem menos que 1 colher (chá). A pergunta que você deve se fazer é: preciso de mel pra viver?

E como resistir às tentações em cada esquina?

Os neurocientistas já provaram que o cérebro precisa de 21 dias para se acostumar a novos hábitos. Se durante todos os 21 dias você conseguir agir dentro de uma nova rotina, ela se integrará a sua vida facilmente.[8]

Comigo foi assim, no início: todos os dias eu assistia a um documentário ou lia artigos sobre crueldade animal ou sobre saúde. Sofria, chorava, me revoltava. Mas a verdade me libertava e me dava forças pro dia seguinte. Porque quando aparece um prato gostoso que você está acostumado a comer sempre, seu coração não quer mais, mas seu paladar ainda não está conectado a seu coração, está ligado ao cérebro, que ainda não entendeu a mudança, precisa de mais informação e treino por pelo menos 21 dias.

Eu sempre fui louca por queijo, e toda vez que via um queijo derretido me chamando e me tentando, lembrava do pus, do sangue, dos hormônios, do que bebês e mães tinham sofrido para aquele queijo derreter na minha frente. Sabia que a indústria do leite e derivados matava

8 https://www1.folha.uol.com.br/ilustrada/2016/04/1766160-para-neurociencia-motivacao-nao-e-fator-principal-em-mudanca-de-habitos.shtml

mais que a da carne. Ficava firme. Chegava a me dar um enjoo até. Quem eu seria se soubesse tudo isso e ainda comesse por prazer?

Organização e planejamento são o segredo para não sucumbir às tentações. Para eu me organizar na vida, tudo na minha casa precisa estar organizado também. Se eu não arrumo a cama de manhã, parece que saio descabelada de casa. Se a louça está amontoada na pia, parece que nada funciona. Eu pré-preparava as refeições da semana. Deixava os alimentos de molho. Cozinhava as bases, fazia o leite vegetal, o requeijão (fazia muito porque sempre fui e sou a louca do requeijão). Algo que sempre amei foi pão de queijo. Então, nos 21 dias tinha sempre algum tipo de pãozinho do amor em casa. Levava na bolsa e ficava pensando nele o dia inteiro. Nunca mais tive vontade de comer outro.

Marmitas: comecei a ter um orgulho danado delas. Levava para todo o lado. Elas refletiam o respeito que eu comecei a ter por mim mesma. Cada dia que eu resistia às tentações, eu gostava ainda mais de mim. Me sentia melhor fisicamente, me sentia mais bonita, mais forte, mais segura.

Não saía de casa sem comer. Sempre tinha lanchinho gostoso na bolsa para que ele fosse mais saboroso do que a tentação. Se eu fosse a uma festa, comia antes. As bolsinhas começaram a ficar maiores.

Se nesse início eu derrapei alguma vez?

Claro que sim. Até sem saber. Não estava ainda habituada às ciladas. Mas eu recomeçava no dia seguinte. Na vida, a gente vai sempre escorregar. Mas você se levanta, não desiste e recomeça mais forte. Em tudo.

Essa disciplina me libertou. E funciona até hoje.

Eu sei que a vontade daquele docinho pode ser uma das piores tentações. O que dizer daquele brigadeiro de panela que até queima a boca? Você pode! Vamos às receitas.

Dá para fazer bolo sem leite nem ovos?

Um dos pratos mais pedidos é o bolo doce. “Como fazer sem ovo? E sem leite? E ainda sem glúten?” Não seja por isso, vou mostrar muitas opções. Antes de mais nada, uma dica valiosa que vale para bolos veganos e sem glúten: eles não crescem se colocados em fôrmas grandes. Por isso, prefira sempre a individual.

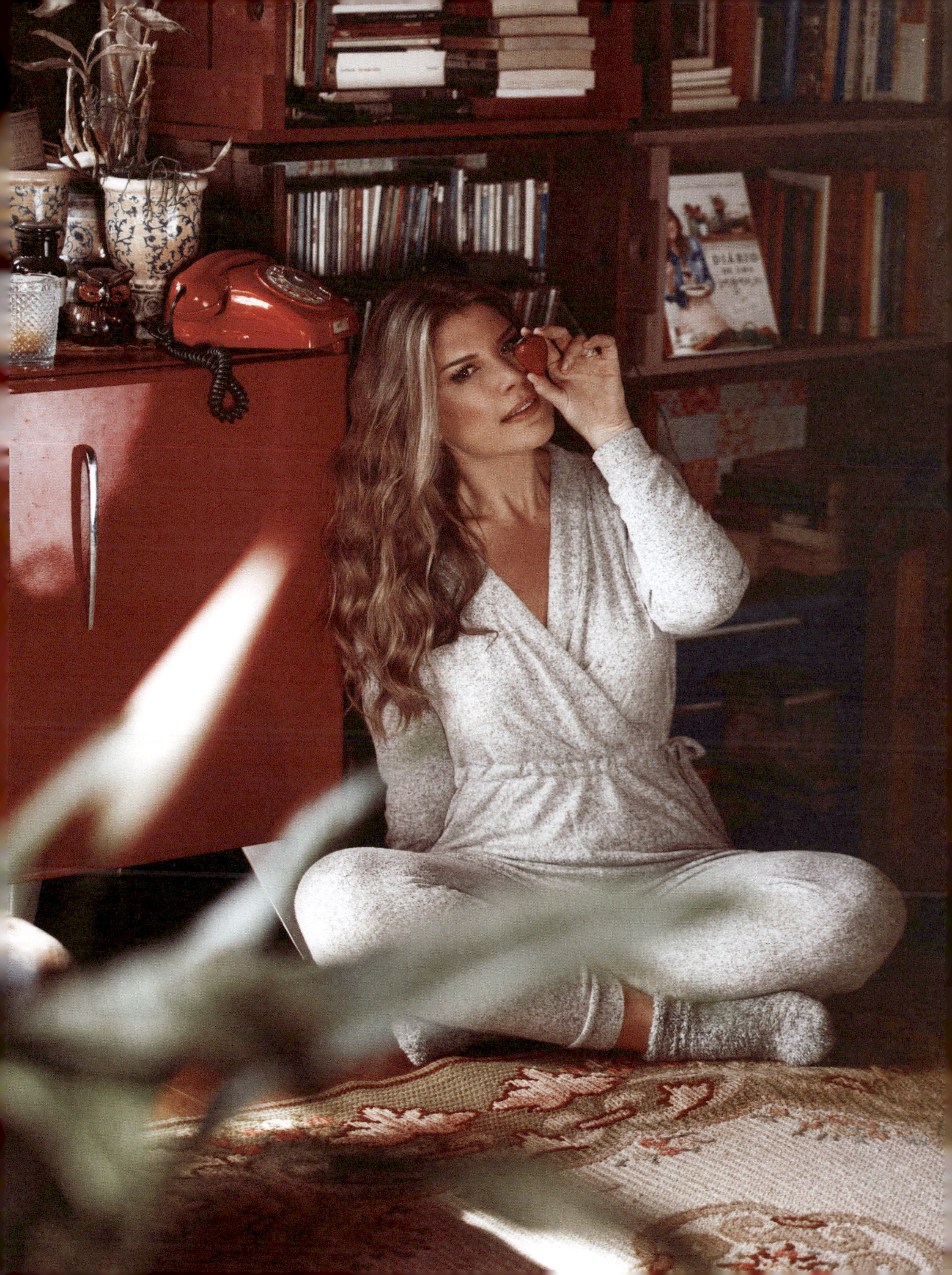

Brigadeiro de panela

Ingredientes da primeira etapa

750 ml de leite de coco

200 ml de creme de arroz

compre em mercados de produtos naturais. Ou pode fazer um leite de coco ou outro bem grosso, colocando pouca água ou passando os pedaços de coco seco na centrífuga

1 xícara (chá) de açúcar de coco

1/2 xícara (chá) de demerara pulverizado

batido no liquidificador para ficar bem fininho

Modo de fazer

Deixe os ingredientes cozinharem por uns 35 minutos em fogo baixo e mexa de vez em quando.

Ingredientes da segunda etapa

1/2 xícara (chá) de cacau em pó

100 g de chocolate 70% cacau (sem leite)

Modo de fazer

Adicione tudo à panela, ainda no fogo. Mexa para homogeneizar o cacau e derreter o chocolate. Quando estiver em ponto de brigadeiro, desligue o fogo.

Dicas: essa receita vai exigir um pouco mais que 10 minutos, mas vai ser tão prazeroso preparar que vai passar rapidinho. Pode usar como cobertura e/ou recheio de bolo, espalhar em sorvetes ou comer de colher mesmo. É saudável, mas tem calorias. Devore com sabedoria... se conseguir!

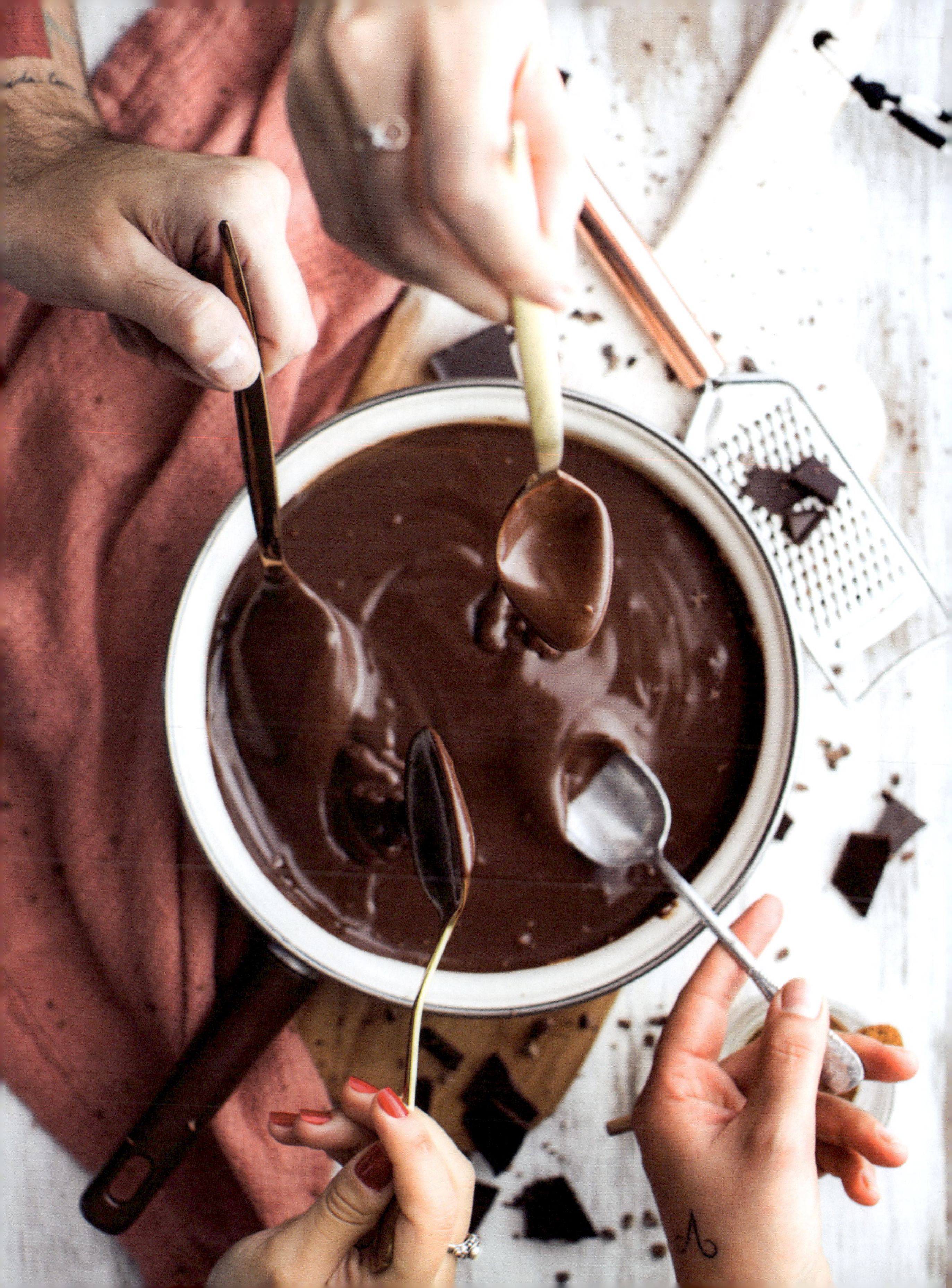

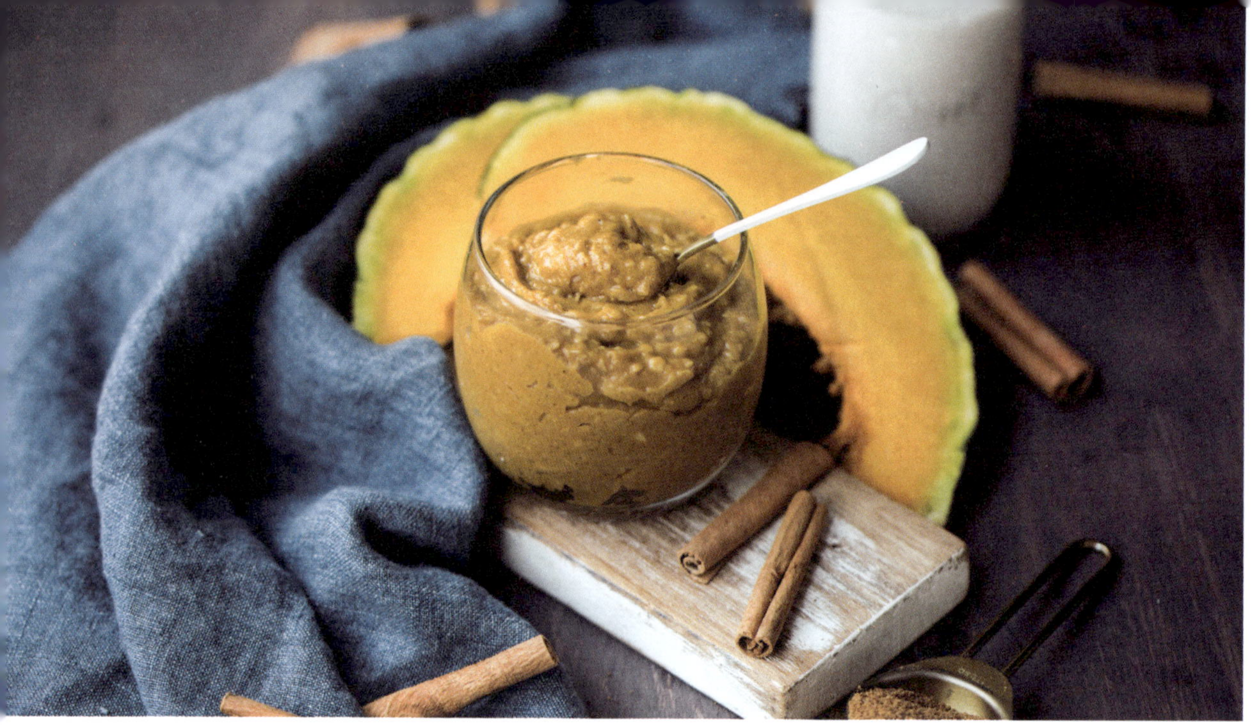

Brigabóbora com aipim

Ingredientes

1 xícara (chá) de aipim cozido

1 e 1/2 xícara (chá) de abóbora-cabotiá assada e descascada

1 xícara (chá) de açúcar de coco ou demerara

1/2 xícara (chá) de leite de vegetal

1 colher (sopa) de óleo de coco

1/2 colher (café) de canela em pó

Pode ainda acrescentar cardamomo, gengibre, cravo etc. → opcional

Modo de fazer

Coloque todos os ingredientes no processador e bata até virar uma pasta homogênea e lisa. Leve para o fogo médio em uma panelinha e mexa até descolar da panela. Deixe esfriar na geladeira, depois enrole em bolotinhas e passe no coco ralado, castanhas moídas ou em flocos de amaranto.

Prestígio de arroz

Ingredientes

1 xícara (chá) de arroz cozido

1/2 xícara (chá) de açúcar de coco

1/2 xícara (chá) de leite de coco

1 colher (chá) de óleo de coco

1/2 xícara (chá) de açúcar demerara

2 colheres (sopa) de cacau em pó

1/3 de xícara (chá) de coco ralado

Modo de fazer

No liquidificador, bata o arroz cozido, o açúcar de coco, o leite de coco e o cacau. Leve para o fogo médio numa panelinha com o óleo de coco e o coco ralado. Mexa até descolar da panela. Leve para a geladeira. Faça bolotinhas e passe no coco ralado.

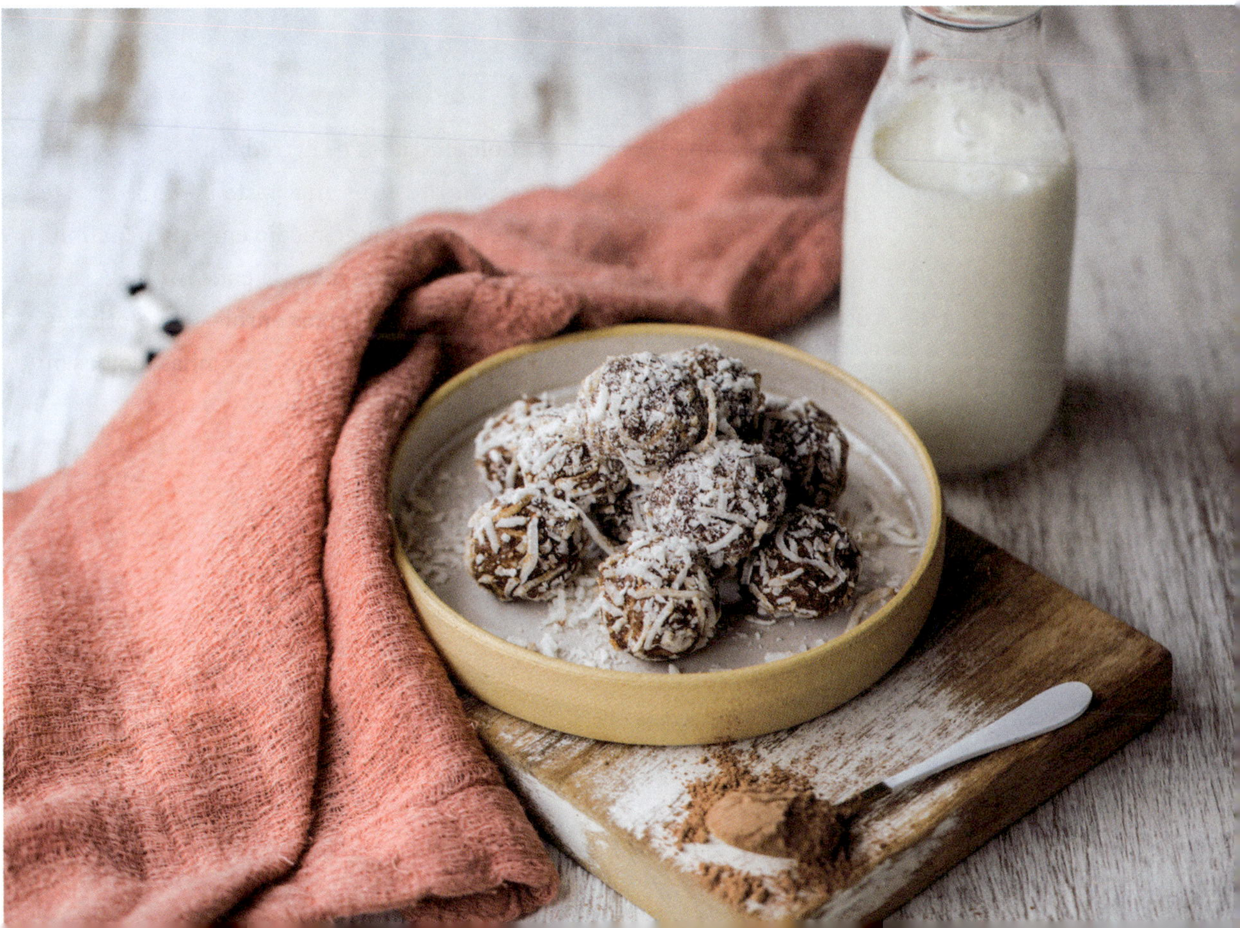

Sorvete de flocos

Ingredientes

2 bananas sem casca congeladas em rodelas

2 colheres (sopa) de nibs de cacau

1 colher (café) de óleo de coco

2 colheres (sopa) de leite vegetal

1 colher (café) de extrato de baunilha ou fava → *opcional*

Modo de fazer

Bata todos os ingredientes no liquidificador ou processador até virarem uma pasta espessa e consistente. Não adicione mais líquido. Insista, abra o liquidificador, ajeite com uma colher e bata novamente até se obter um creme grosso. Sirva!

Casquinha de granola para sorvete

é possível usar apenas a granola, só dobre a quantidade

Ingredientes

1/4 de xícara (chá) de granola triturada

1/4 de xícara (chá) de farinha de coco

1 colher (chá) de melado de cana

2 colheres (sopa) de óleo de coco

Modo de fazer

Misture tudo numa tigela com uma colher. Tem que ficar bem melecado. Ajeite em duas forminhas de silicone pequenas, faça um buraco no meio e leve para o congelador por uns 8 minutos. Retire das forminhas com cuidado e recheie.

Dicas:

Se desejar adoçar o sorvete mais do que o doce natural da banana, acrescente tâmara, açúcar de coco ou eritritol. Se colocar melado de cana, o sabor vai sobressair e a consistência não será a mesma.

Você também pode rechear essa casquinha com pasta de amendoim e cobrir com chocolate 70% cacau (sem leite) derretido.

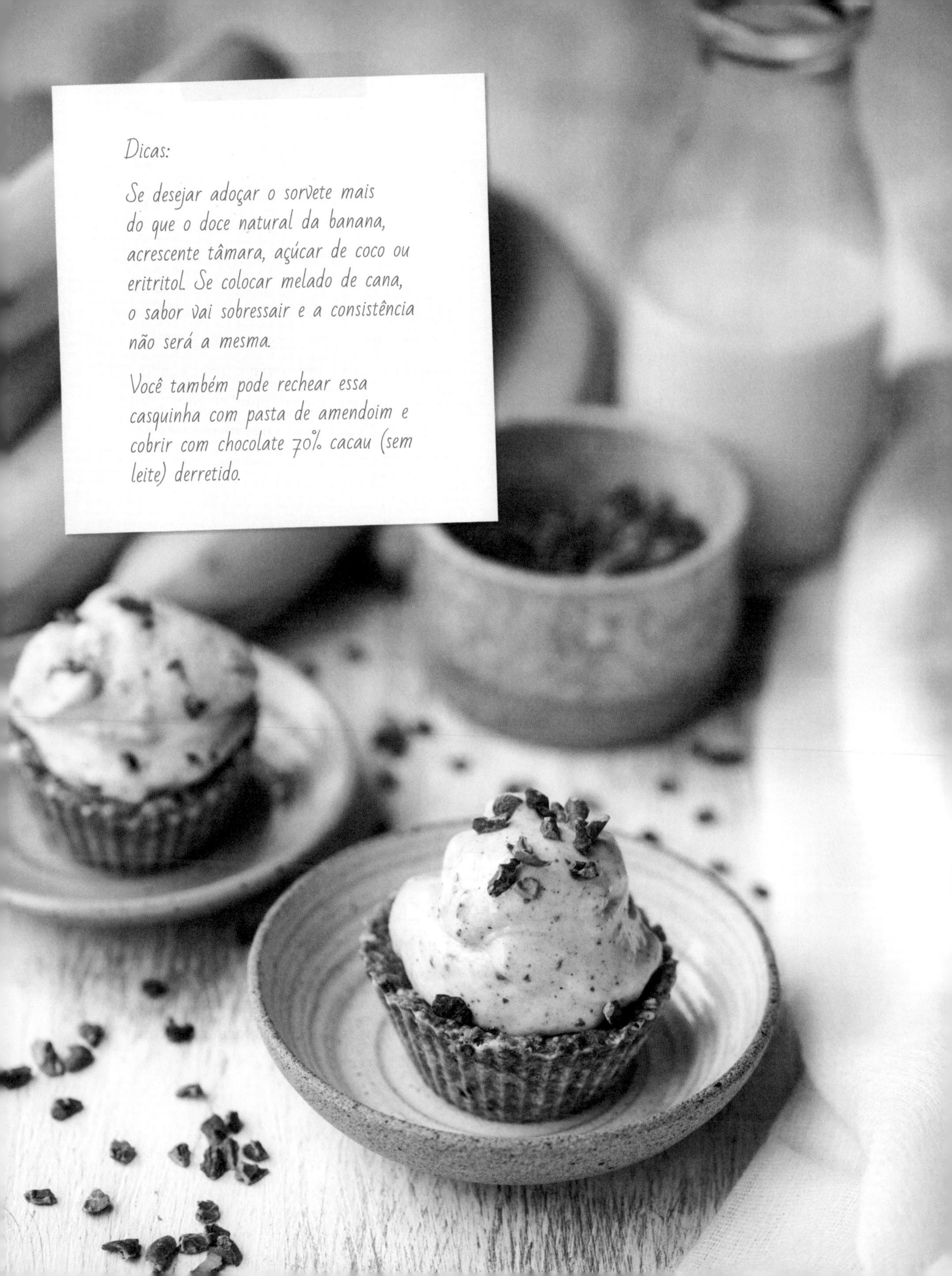

CheeZecake com massa de granola

Ingredientes da massa

1 e 1/2 xícara (chá) de granola pulverizada — *bata no liquidificador*

2 colheres (sopa) de pasta de amendoim — *ou de amêndoas*

2 colheres (sopa) de óleo de coco

Modo de fazer

Misture tudo com as mãos e modele no fundo de uma forma removível de 15 a 20 cm.

Reserve.

Ingredientes do cheeZe

1 xícara de castanha-de-caju — *hidratada por 8 horas*

200 g tofu firme orgânico

Sumo de 1/2 limão-siciliano — *ou cravo*

1/2 xícara (chá) de tâmaras — *hidratadas por 4 horas*

2 colheres (sopa) de açúcar demerara

4 colheres (sopa) de leite de coco

Pitada de sal

Modo de fazer

Bata tudo no processador ou no liquidificador até virar um creme bem grosso e lisinho.

Derrame dentro da massa.

Leve ao congelador. Tire 20 minutos antes de servir.

Ingredientes da calda

1 xícara (chá) de morangos picados grosseiramente

1 colher de sopa (chá) de sumo de limão

1 colher (chá) de eritritol

ou 6 gotas de estévia ou 1 colher de sopa de demerara

2/3 de xícara (chá) de água

Modo de fazer

Leve tudo ao fogo em uma panelinha, mexendo sempre até virar uma calda. Isso leva uns 3 minutos.

Pode cobrir com geleia de morango ou frutas vermelhas e hortelãs.

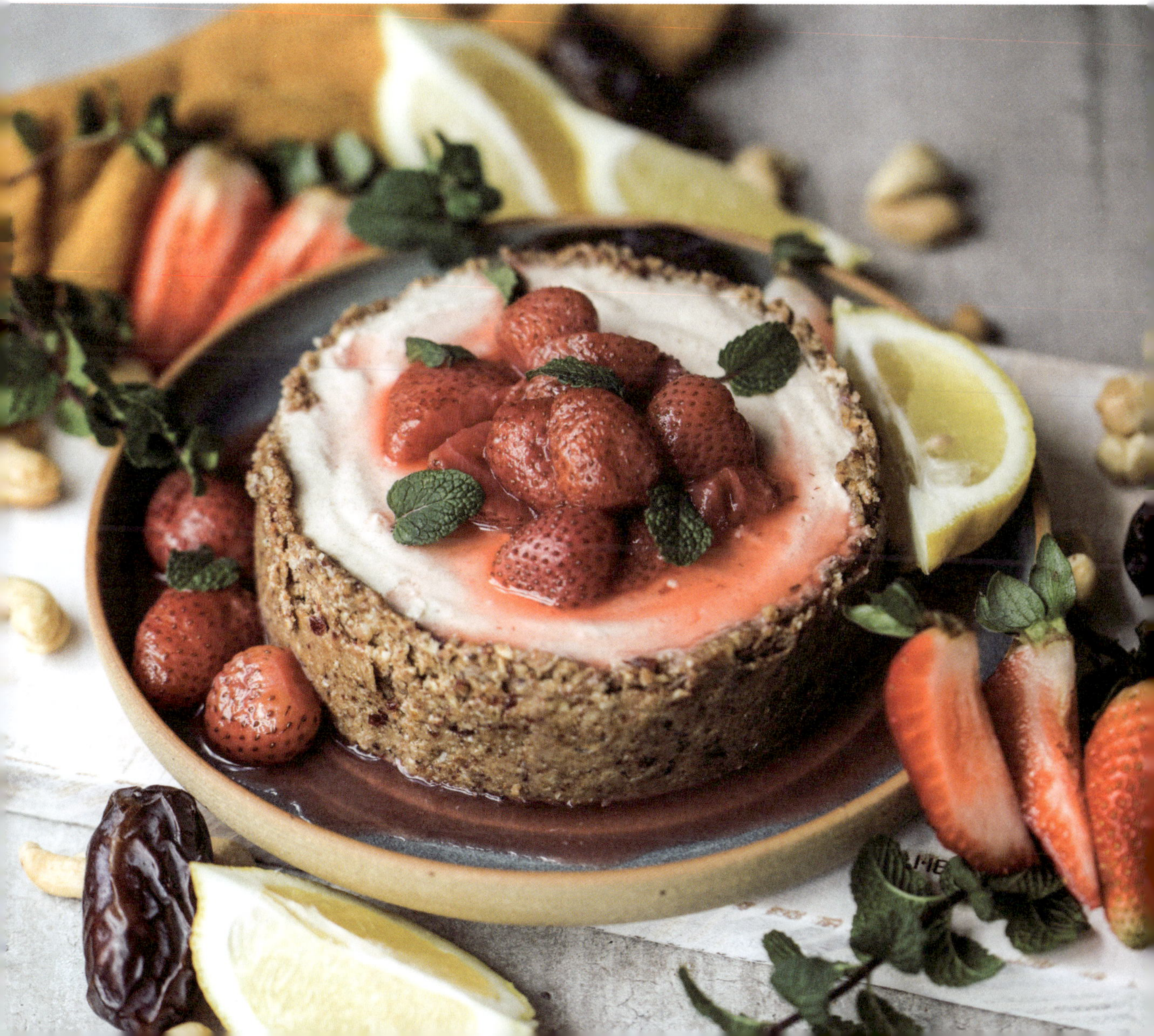

Bolo de milho

Ingredientes

1 xícara (chá) do resíduo do leite de milho

2 colheres (sopa) de farinha de arroz

1 colher (sopa) de farinha de grã-de-bico

1 colher (sopa) de psyllium

1 colher (chá) de polvilho doce

1 colher (sopa) de azeite

2 colheres (sopa) de açúcar demerara

ou 3 de eritritol

1 colher (sopa) de melado de cana

1 xícara (chá) de leite de milho ou de coco

ou outro leite vegetal

1 pitada de sal

1 colher (sopa) de fermento + 1 colher (sopa) de vinagre de maçã

Modo de fazer

Com exceção do fermento e do vinagre, misture todos os ingredientes numa tigela com um fouet ou uma colher.

Adicione o fermento e em cima o vinagre de maçã (ou outro). Deixe reagir por uns segundos. Misture novamente. Despeje em duas fôrmas de bolo individuais ou em uma inteira e pequena. Leve ao forno a 180 °C por 40 minutos.

Espere esfriar para desenformar.

Essa receita rende 3 bolinhos como este da foto.

Nessa receita é para usar o resíduo do leite de milho da página 61

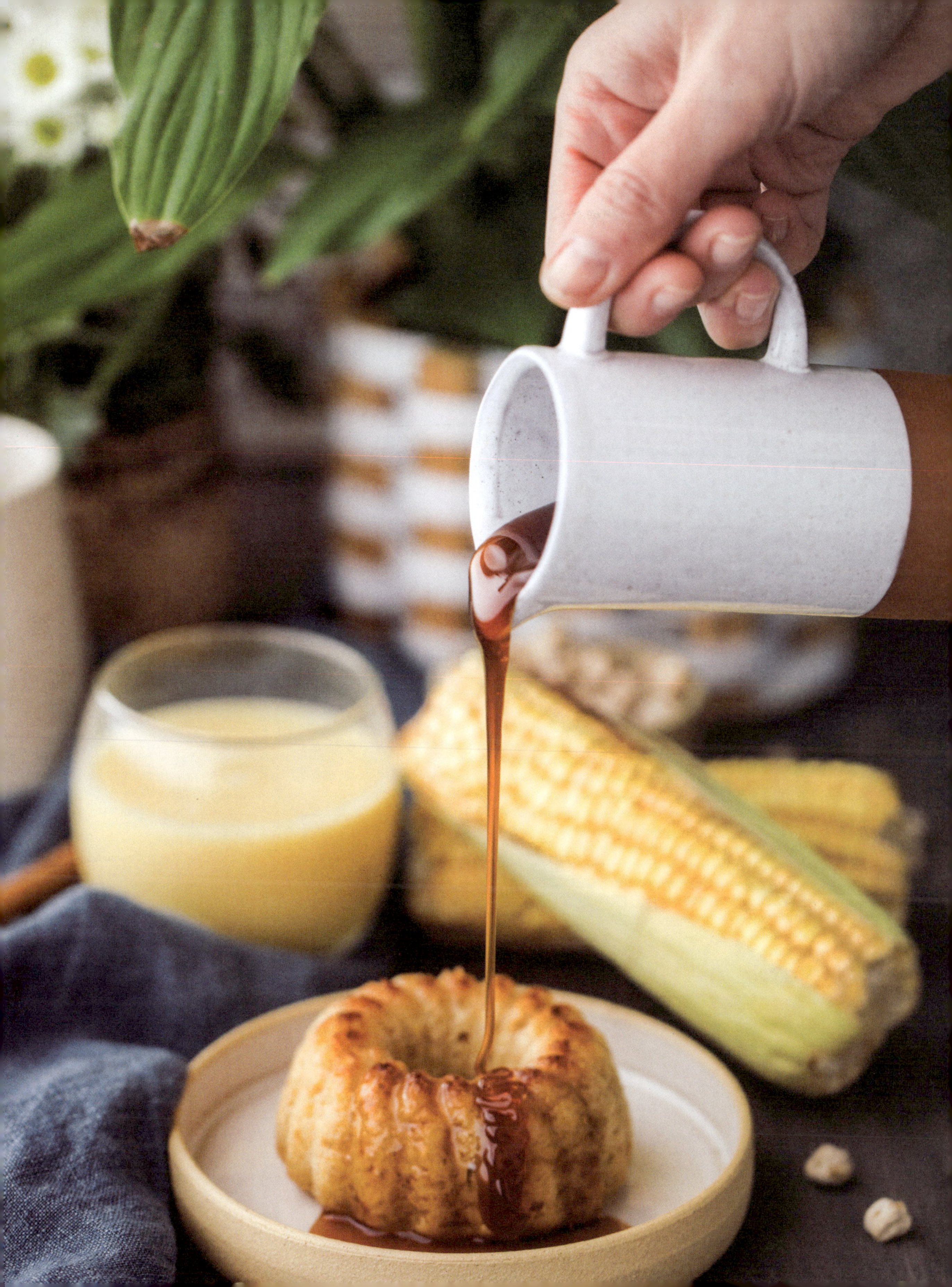

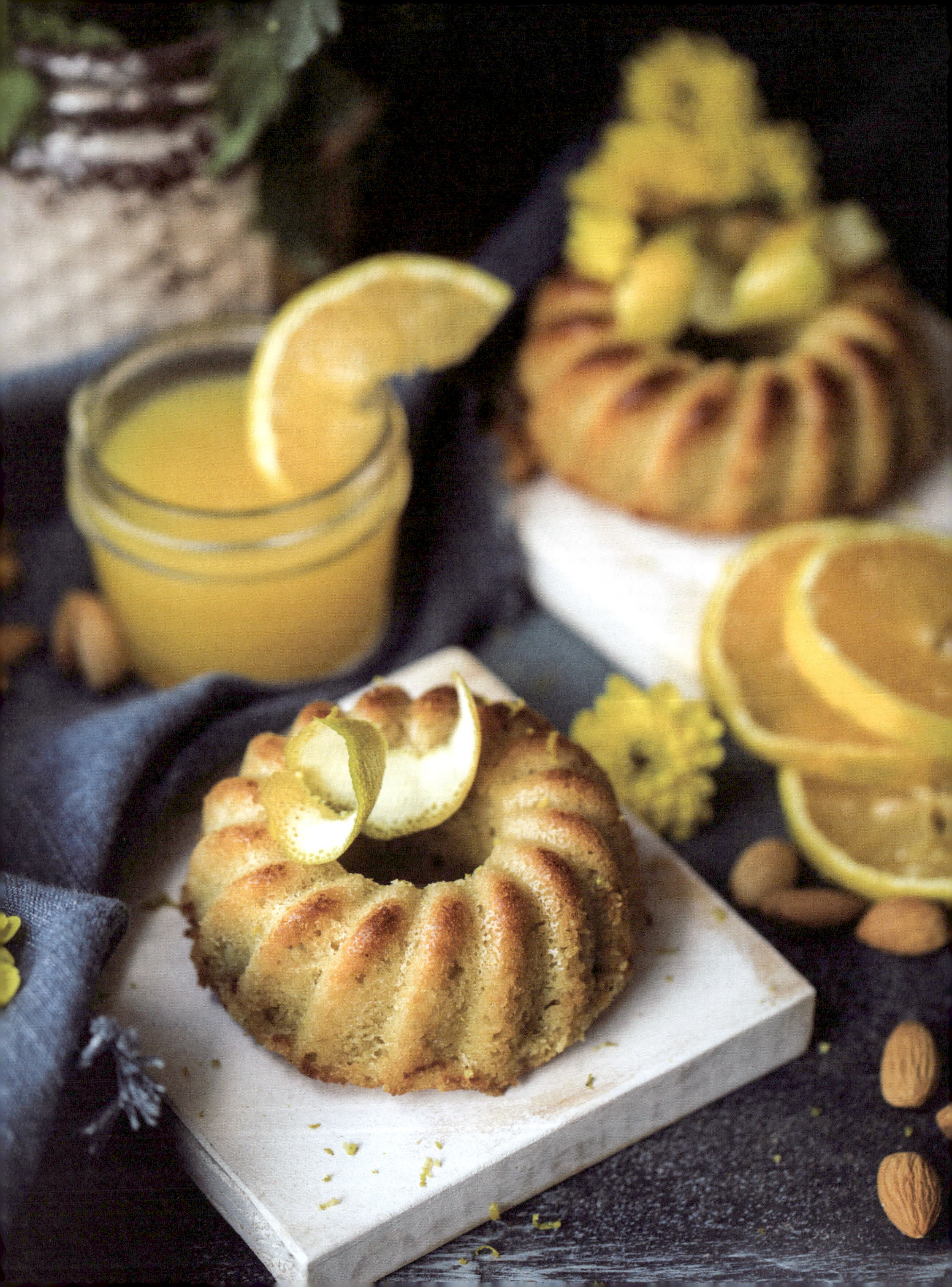

Bolo de laranja

Ingredientes

1 xícara (chá) de farinha de amêndoas

1 colher (sopa) de farinha de linhaça

1 colher (chá) de polvilho doce

1 colher (chá) de psyllium

1 xícara (chá) de suco de laranja natural

2 colheres (sopa) de demerara

ou 2 colheres (sopa) de açúcar de coco + 1 colher (café) de estévia líquida

1 colher (café) de óleo de coco

1 colher (chá) de fermento + 1 colher (chá) de vinagre de maçã

Modo de fazer

Com exceção do fermento e do vinagre, misture todos os ingredientes numa tigela com uma colher ou fouet. Adicione o fermento e em cima o vinagre de maçã (ou outro). Deixe reagir por uns segundos. Misture novamente. Coloque em forminhas individuais de silicone e leve ao forno por 50 minutos, a 180°C.

Espere esfriar para desenformar.

Jogue por cima uma caldinha do sumo de 1 laranja com 1 colher (chá) de demerara e raspinhas de laranja.

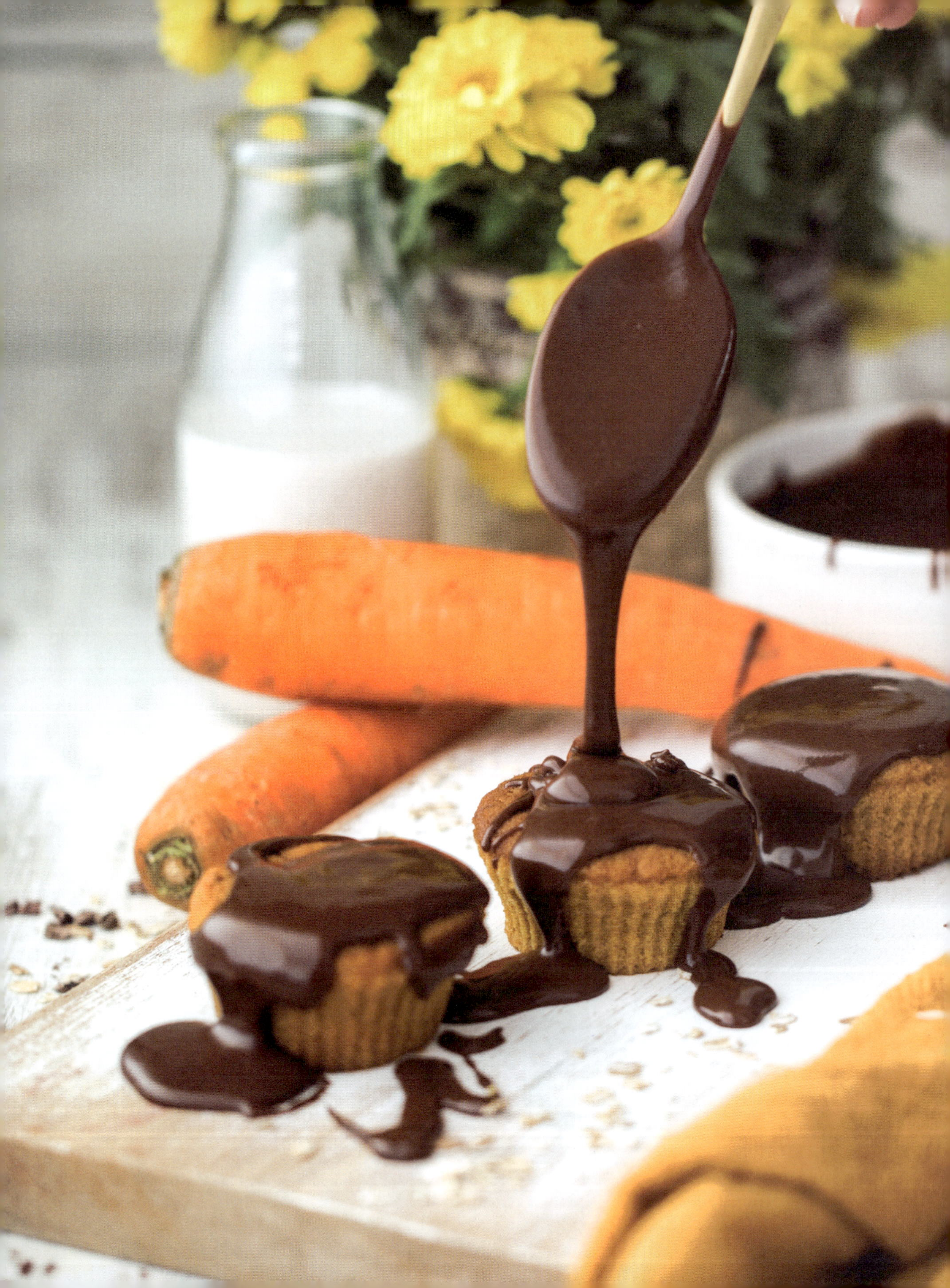

Bolo de cenoura

Ingredientes

1/2 cenoura média crua

2/3 de xícara (chá) de leite vegetal

2 colheres (sopa) de aveia

2 colheres (sopa) de farinha de arroz

1 colher (sopa) de semente de linhaça

1 colher (chá) de polvilho doce

1 colher (sopa) de óleo de coco (ou azeite)

1 colher (sopa) de melado de cana

2 colheres (sopa) de demerara (ou açúcar de coco (nesse caso, ficará menos doce))

1 colher (sopa) de fermento
+ 1 colher (sopa) de vinagre de maçã

Modo de fazer

Com exceção do fermento e do vinagre, bata tudo no liquidificador e despeje numa tigela. Acrescente o fermento e em cima dele o vinagre. Misture novamente e despeje em forminhas de cupcake. Coloque em forminhas individuais de silicone e leve ao forno por 50 minutos a 180 °C.

Dica: a cobertura de chocolate é o brigadeiro de panela da página 136.

Bolo de aipim e coco sem farinha

Ingredientes

2 xícaras (chá) de aipim cru ralado

2 xícaras (chá) de coco ralado

1 e 1/2 colher (sopa) de semente de linhaça dourada triturada

1 colher (sopa) de chia

1 colher (sopa) de óleo de coco

4 colheres (sopa) de melado de cana

2 colheres (sopa) de leite de coco

1 colher (sopa) de eritritol → *ou demerara*

1 colher (sopa) de fermento + 1 colher (sopa) de vinagre de maçã

Modo de fazer

Misture tudo numa tigela até os ingredientes se integrarem e a chia e a linhaça soltarem o gel. Deixe o fermento e o vinagre para o final. Coloque os dois juntos e deixe reagirem na ação de oxigenação. Misture novamente e despeje em um refratário pequeno e leve ao forno preaquecido a 200°C por uns 40 minutos.

Esta receita rende quatro pedaços generosos.

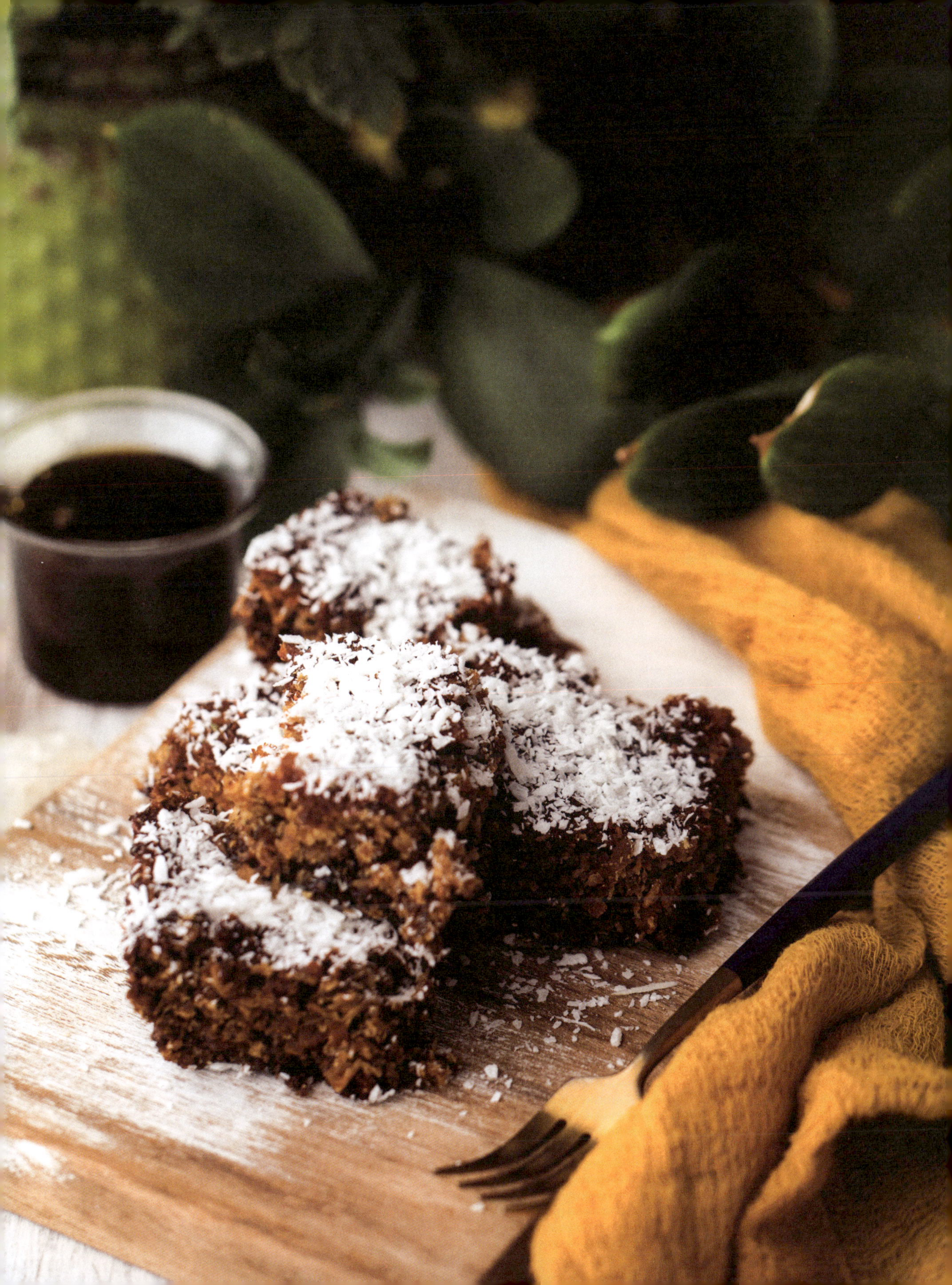

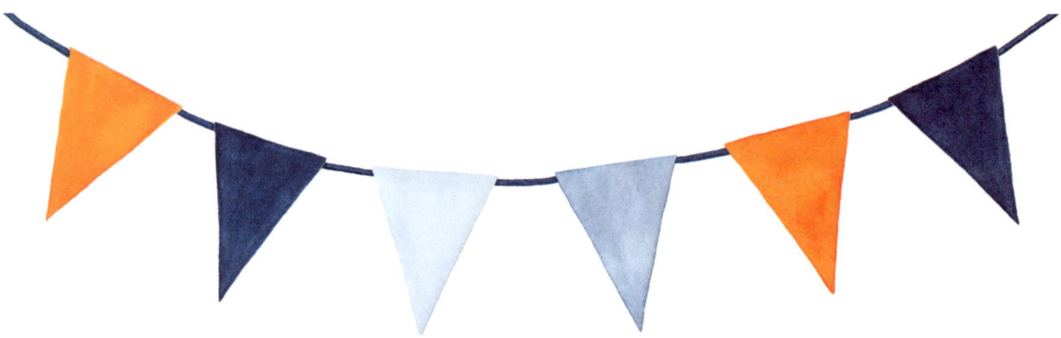

Belisquetes

Quando me convidam para uma festa ou para comer na casa de alguém? O que fazer?

Você pode achar que pelo fato de eu ter nascido vegetariana, pra mim sempre foi fácil e não sei pelo que você passa. Não é bem assim. A maioria das pessoas que conheço só ficou sabendo quando comecei a falar sobre isso publicamente há poucos anos. Apenas minha família e meus amigos próximos sabiam. Quando criança, eu não queria ir à casa das minhas amigas, nem em excursão do colégio, porque teria que abordar o assunto para não morrer de fome e eu era muito tímida. Eu não queria ser a única diferente. Em jantares e churrascos, virei expert em disfarçar.

Hoje, tenho um orgulho tão grande das minhas escolhas e uma convicção tão forte do que é certo que eu jamais me sujeitaria a agir, comer ou fazer algo de que eu sou contra.

Lembre-se: você despertou. Os outros ainda não. Você os tira do buraco escuro, não eles te levam pra um. Se você sempre comeu e seus amigos não sabem que você parou, fale sobre isso. Comente que está revendo seus conceitos, que assistiu a documentários, que leu um livro sobre isso, que seu corpo está rejeitando carnes e derivados. Que na última vez que comeu não passou bem e gostaria de evitar.

Uns dois dias antes de ir ao almoço ou jantar, ligue para o anfitrião e diga que não está podendo comer carnes, peixes ou frango, queijos etc. Pergunte se haverá algo sem isso e se ofereça pra levar um prato. Até para que você não passe fome. Se você não sabe cozinhar, pode ser algo fácil como homus, que você pode comer com uma salada, torradinha e que todos adoram.

Nas festas de família, leve sempre um prato. Seja agradável sempre quando falar sobre isso. Lembre-se de que o mundo certamente vai ser vegano, mas ainda não é.

E quando a família critica?

Ser o primeiro desperto numa família é uma missão de responsa. Seja a personificação dos motivos que te levaram à sua transformação: amor, compaixão, saúde e empatia. Seja o cartão de visitas do que você acredita. Mostre-se saudável, sereno, feliz. Se todos ficam gripados, menos você, se você está sempre cheio de energia e sorrindo por todo canto, algo de certo você vai parecer estar fazendo.

Tenha embasamento para responder a todas as perguntas com paciência. Leia. Estude. Convide a família para assistir a um documentário com você. Prepare comidinhas gostosas para todos. Quem sabe, dê este livro de presente? Eu vou gostar de fazer parte disso.

Quando você mora com os pais e eles não apoiam, normalmente é por falta de informação e preocupação com sua saúde. Muitos têm crenças equivocadas sobre esse tipo de alimentação. Para evitar conflitos em casa, é recomendado procurar um nutricionista ou nutrólogo apto a atender vegetarianos para esclarecer dúvidas.

É recomendado também fazer exames de sangue assim que se tornar vegetariano, pois é comum depois de um tempo da transição descobrir uma deficiência que pode ter sido muito anterior à mudança alimentar.

Abrir caminho na mata para os próximos que virão pode trazer alguns arranhões, mas saber que no fim do caminho vai enxergar a mais bela paisagem, vale todo o esforço.

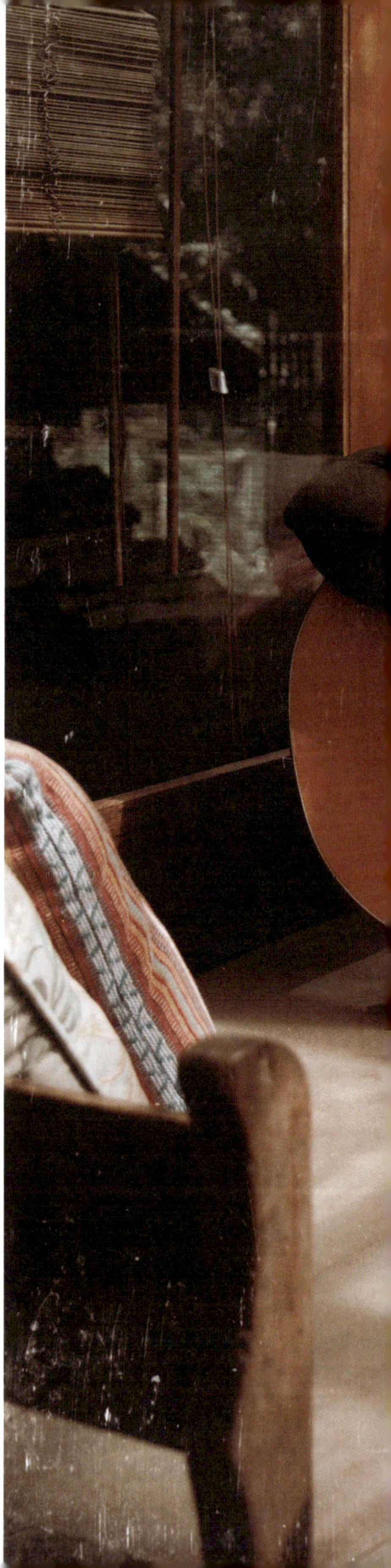

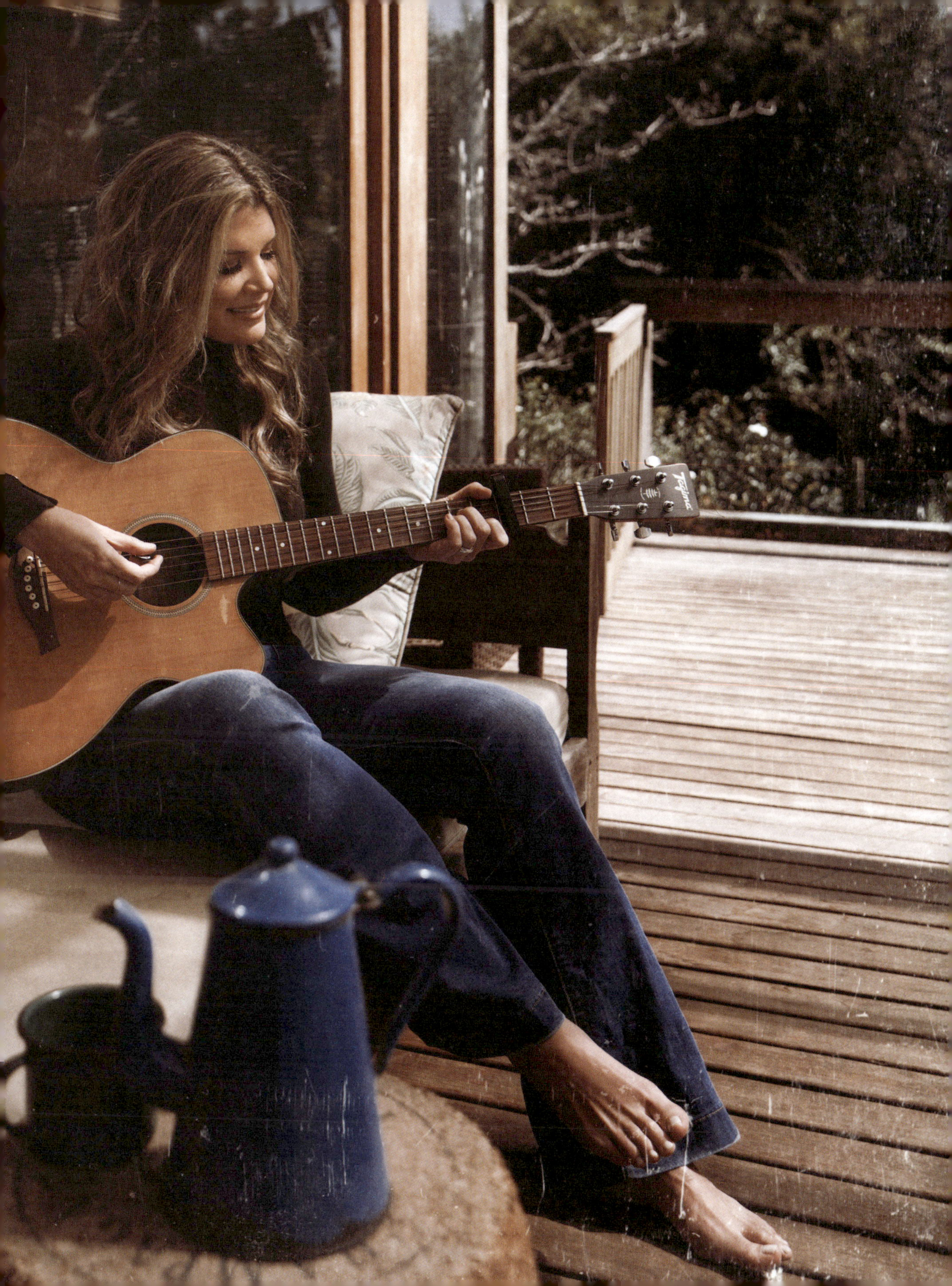

Bolinhos de feijoada

Essa é aquela receita ótima para usar o feijão que sobrou.

Ingredientes

2 xícaras de grãos de feijão cozidos sem o caldo (se precisar, peneire)

1 colher (sopa) de farinha de arroz

1 colher (chá) de azeite

Farinha de milho e linhaça dourada (misturadas em partes iguais)

Cebolinha, salsinha, coentro, pimenta-do-reino, cominho, pitada de canela e noz-moscada, alho em pó, entre outros temperos

Modo de fazer

Amasse o feijão e misture com os outros ingredientes. O segredo é temperar muito bem.

Faça bolotinhas e passe na mistura de farinha de milho e linhaça dourada. Leve ao forno para dourar por uns 20 minutos.

Sirva com limão e molhinho de pimenta.

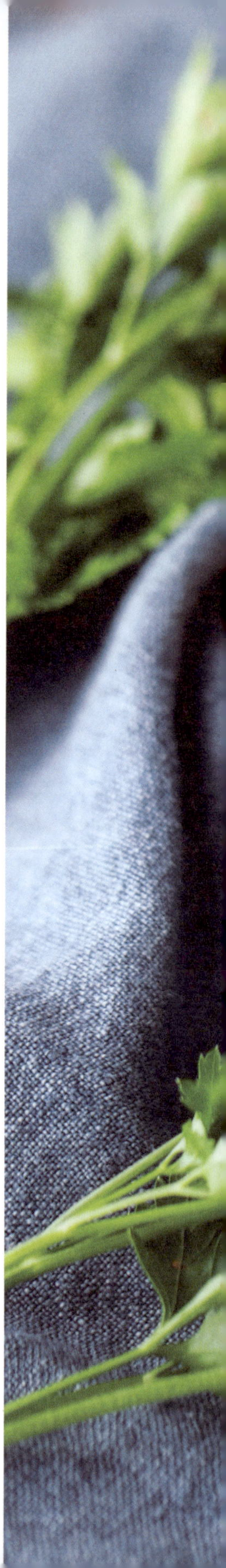

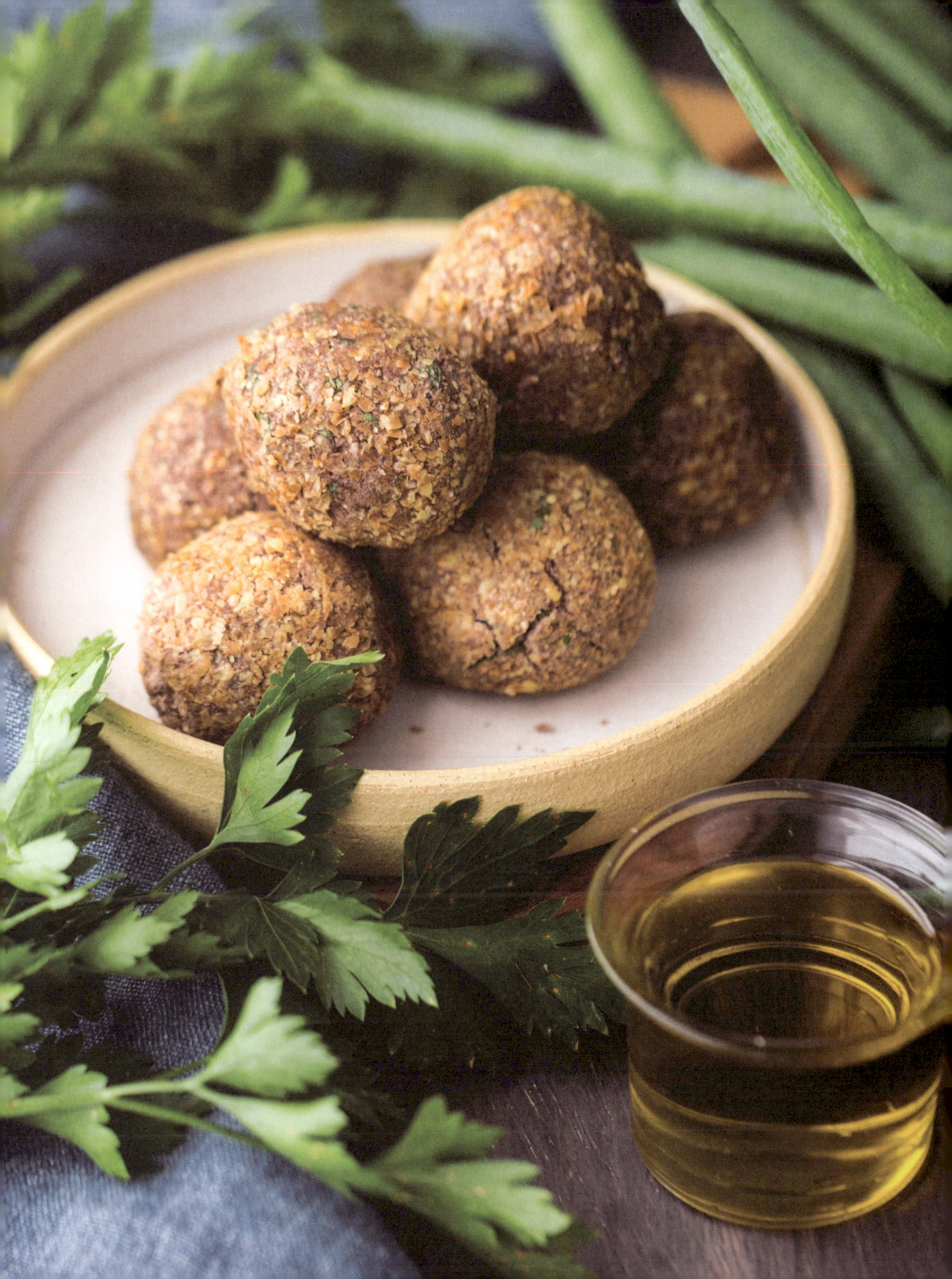

Bolinhos de chuva

Ingredientes

3/4 de xícara (chá) de farinha de grã-de-bico

1 banana-prata amassada

1 colher (chá) de polvilho doce

1 colher (chá) de psyllium

vai deixar macio e fofo

1/2 xícara (chá) de água

1 colher (sopa) de açúcar de coco

1 colher (sopa) rasa de fermento

2/3 cremor de tártaro + 1/3 bicarbonato de sódio

1 colher (chá) de vinagre de maçã

1 colher (café) de canela em pó

1 colher (café) de gengibre em pó

Modo de fazer

Misture todos os ingredientes numa tigela. Deixe o fermento e o vinagre para o final, para reagirem juntos e a massa ficar aerada. Misture tudo novamente.

Pode fritar em óleo de coco ou assar na *air fryer*. Essa massa ainda pode virar muffins se você colocar em forminhas e levar ao forno.

Polvilhe canela em pó e açúcar de coco.

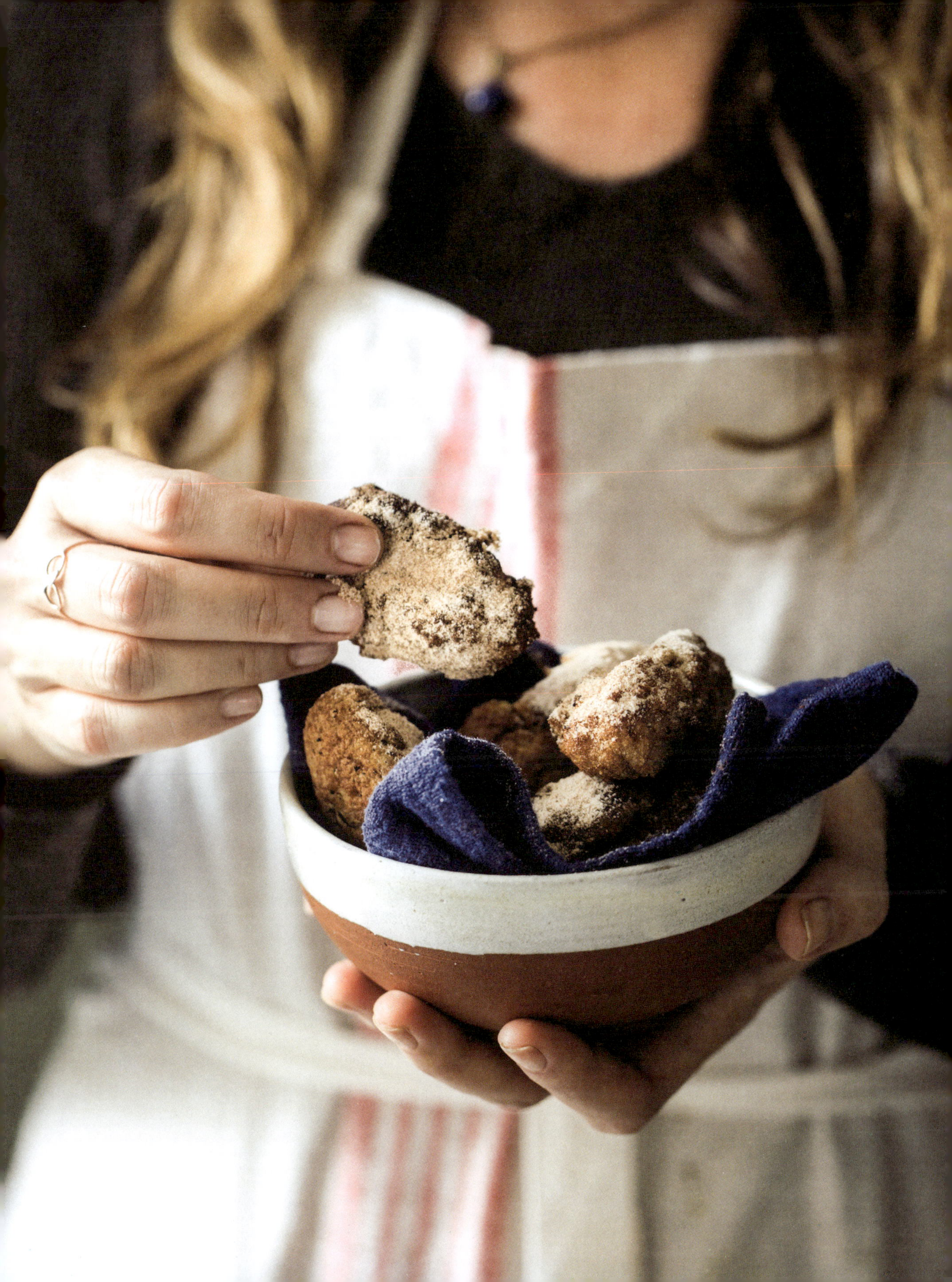

Coalhada agridoce

Ingredientes

100 g de tofu soft

100 g de castanha-de-caju sem sal (hidratada por 8 horas)

2 colheres (sopa) de sumo de limão

1/2 colher (sopa) de melado de cana (ou néctar de coco)

1 colher (café) de zaatar

1 colher (café) de sal

1/2 colher (café) de pimenta-do-reino

2 colheres (sopa) de azeite

Modo de fazer

Bata tudo em um processador ou um liquidificador. Se precisar, acrescente um pouquinho de água apenas para ajudar a bater e chegar à consistência desejada. Leve à geladeira por 30 minutos antes de servir.

Conserve em geladeira.

Durabilidade: 5 dias (se você tiver a maturidade que eu não tenho).

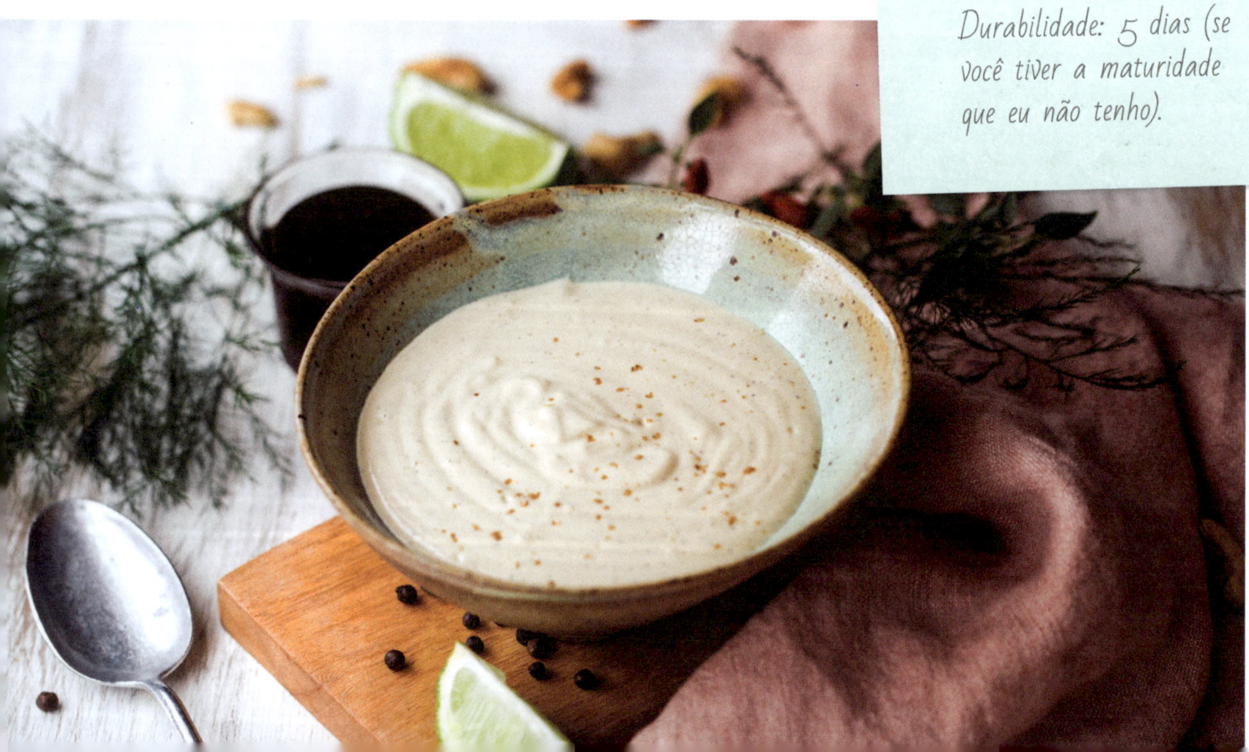

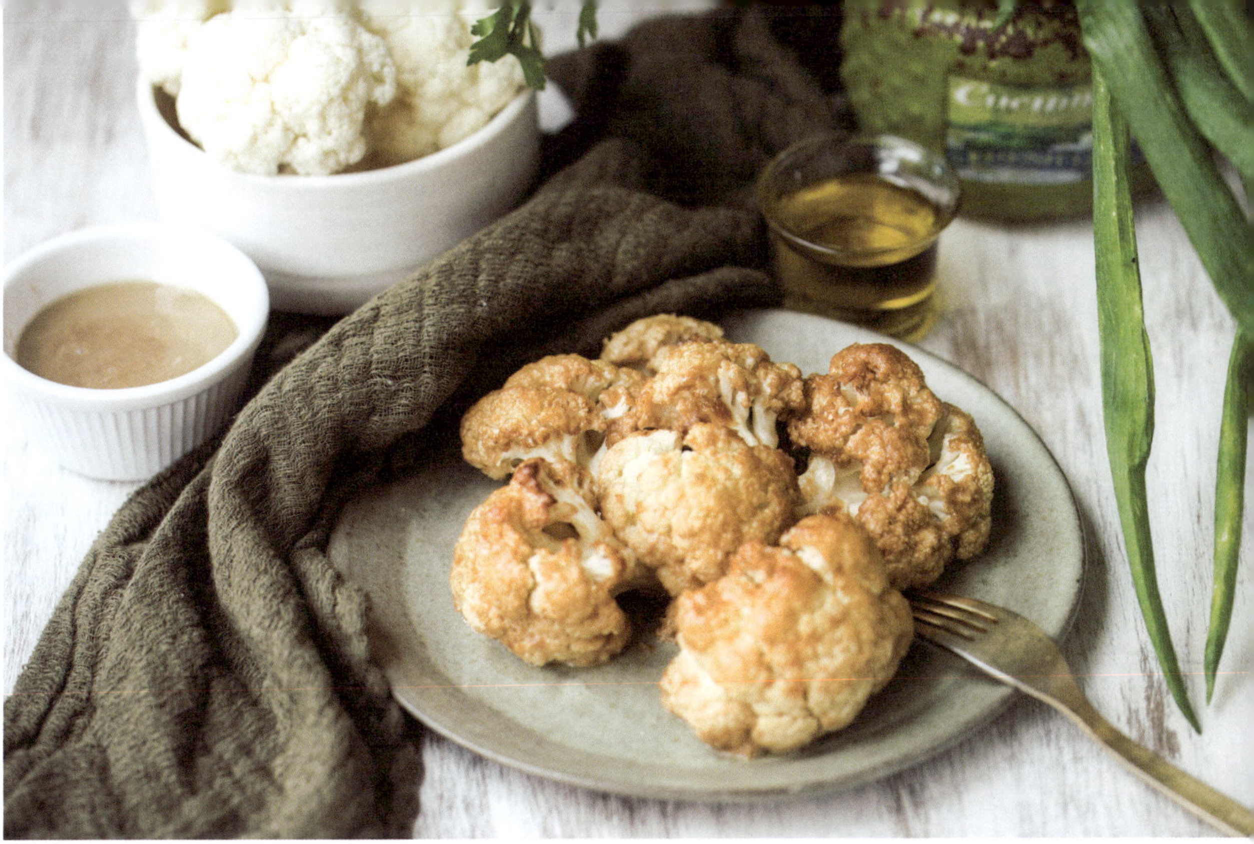

Couve-flor com crosta de tahine

Ingredientes

1 couve-flor

4 colheres (sopa) de tahine

2 colheres (sopa) de shoyu

2 colheres (chá) de mostarda

2 colheres (café) de melado de cana

1 colher (chá) de levedura nutricional (opcional)

Modo de fazer

Misture tudo numa tigelinha com uma colher. Passe na couve-flor crua e bem lavada. Lambuze bem. Leve ao forno preaquecido a 200 °C por uns 45 minutos.

Despertei, mas meu companheiro(a) ainda não. Como lidar?

Relacionar-se com um(a) carnista pode gerar um pouquinho de frustração, pois você também quer que ele(a) sinta o que você está sentindo: as maravilhas do impacto positivo no corpo, a compaixão que brotou em seu peito, o amor que vem sentindo, a lucidez perante a indústria.

Você começará a ficar mais atraente, saudável, bonito. Seu(ua) companheiro(a) perceberá. Compartilhe suas descobertas gastronômicas com ele(a). Se ele(a) não gostar ou não quiser, adapte os sabores para um paladar de temperos que ele(a) gosta mais. Quando saírem para comer fora, combine de uma vez você escolher o lugar, na outra ele(a).

Seu(ua) companheiro(a) pode não ser tornar vegano(a), mas reduzirá consideravelmente o consumo de carne, leite e derivados de forma natural e sentirá os impactos positivos disso. Muitos casais acordam em adotar hábitos saudáveis dentro de casa, e fora dela cada um com a sua consciência. Ou apenas no fim de semana. A vida se torna saudável no todo. O que não pode é você corromper sua essência e sua saúde pela vontade do outro. Você não estaria se respeitando. E isso vai impactar em outras áreas de sua vida, inclusive no próprio relacionamento.

Vou confessar uma coisa aqui: eu nunca namorei alguém que fosse vegetariano de cara. A maioria se tornou sem que eu impusesse nada. Nunca foi uma condição. Apenas conviveram comigo. Alguém que tivesse todas as informações, acesso a facilidades e a todas as evidências, se pelo menos não tentasse, provavelmente não daria certo comigo. Seria uma pessoa que não estaria pensando no outro e isso diria muito sobre ela. Os que não tentaram... bom, viraram ex. E certamente eu não conseguiria beijar alguém com gosto de carne na boca.

A seguir, ensino uma receita infalível para substituir o pão de queijo, tão adorado pelos brasileiros, com muito amor. Quem sabe esse não é um caminho carinhoso de começar a convencê-lo pelo estômago?

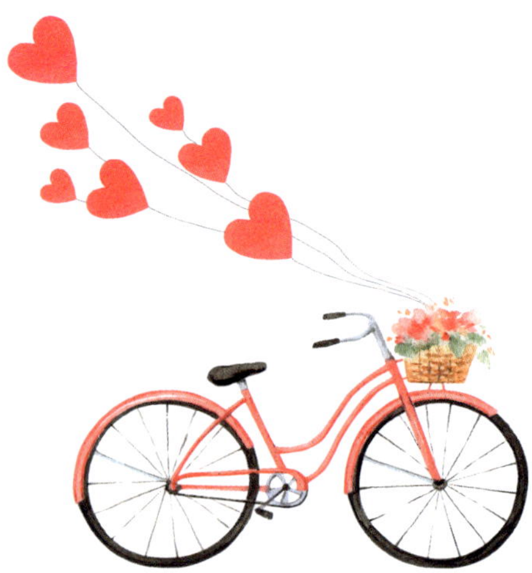

Pãozinho do amor de mandioquinha

Ingredientes

500 g de mandioquinha (batata-baroa) assada ou cozida sem casca — *ou qualquer outro tubérculo*

250 g de polvilho doce

150 g de polvilho azedo

20 g de flocos de amaranto

60 ml de azeite — *ou de óleo*

60 ml de água — *pode variar conforme a base do tubérculo*

2 colheres (chá) rasas de sal

1 colher (sopa) de levedura nutricional — *opcional*

1/2 colher (café) de cúrcuma — *opcional*

1 g de pimenta-do-reino — *opcional*

Temperinhos como alecrim ou orégano a gosto

Modo de fazer

Misture tudo com as mãos até virar uma massa homogênea gostosa de trabalhar. Não pode esfarelar ou grudar nas mãos. Se isso acontecer, acerte colocando um pouquinho de água ou os polvilhos proporcionalmente. Faça bolotinhas de aproximadamente 20 g cada e leve ao forno preaquecido a 200 °C por cerca de 35 minutos.

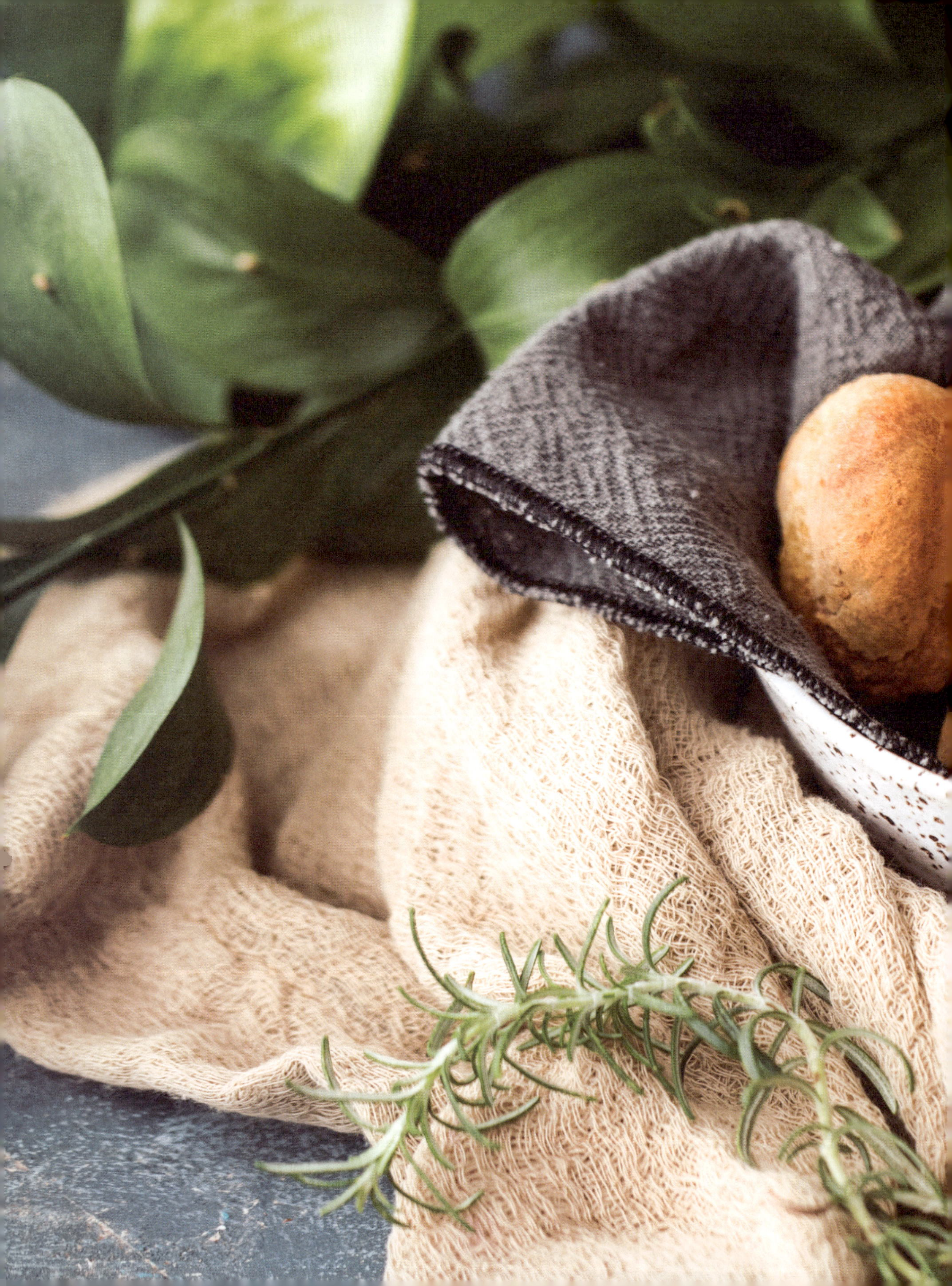

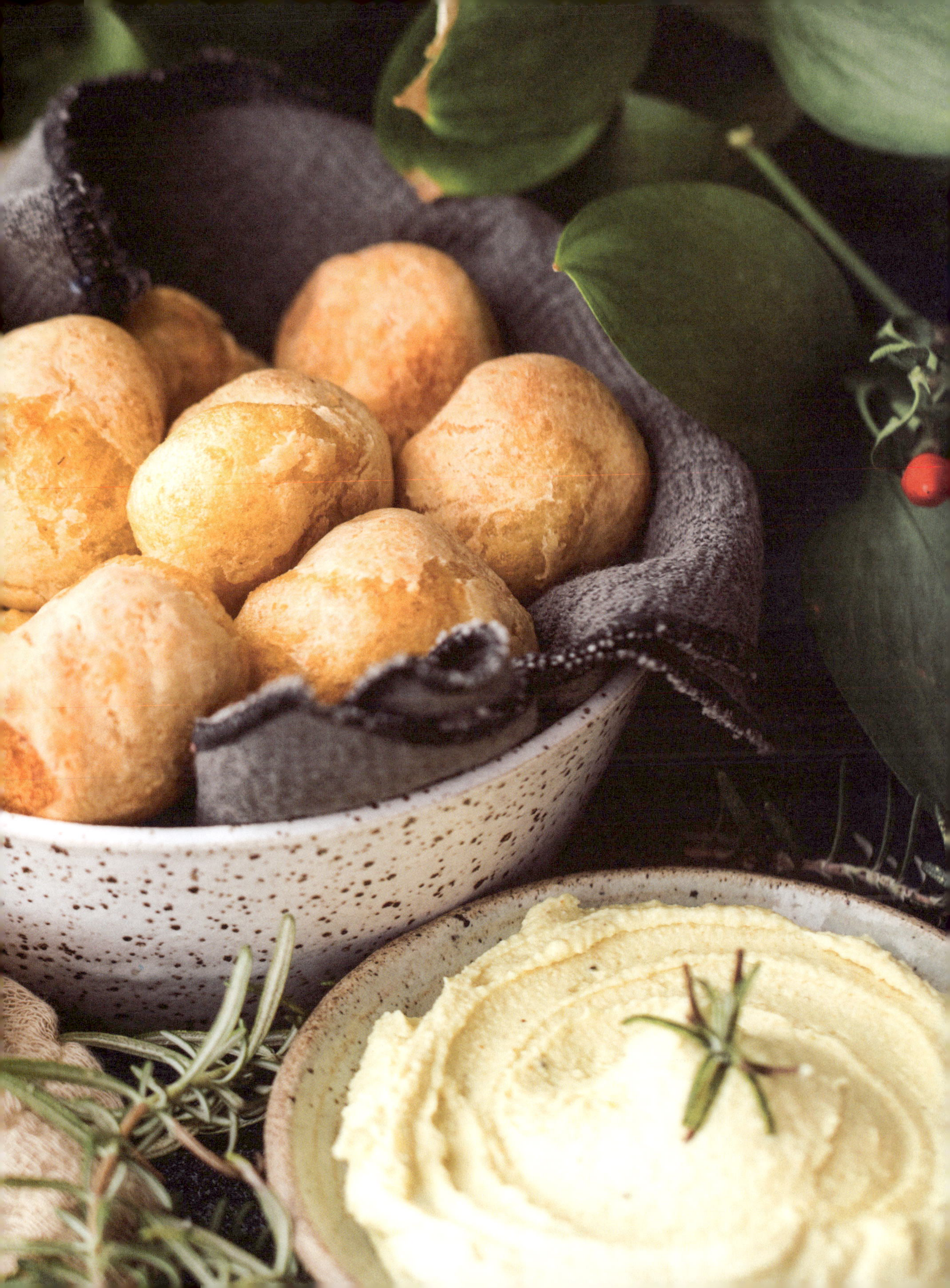

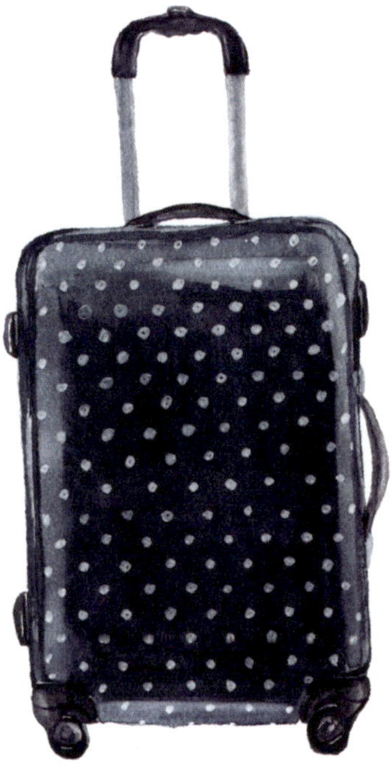

Vou viajar, e agora?

Lancheira

Sempre levo comigo maçã, castanhas e frutas secas, bolachinhas e sachês de proteína. Em marmitas levo tofu mexido com sal, levedura, orégano e azeite. Ou uma salada de quinoa com legumes. Se vou abrir a marmita em lugar público fechado, como avião ou aeroporto, nunca coloco temperos fortes para não gerar odor e não incomodar ninguém ao lado. Levo também pudim de chia em potinho fechado. Você pode embarcar com essas comidinhas no avião, mas deverá consumir antes do destino final. Não pode embarcar com líquidos acima de 100 ml.

Em voos internacionais, faça o pedido de comida especial por pelo menos 48 horas de antecedência no site da companhia aérea.

No hotel

Enfrentar os buffets de hotel pode ser desafiador, mas eu sempre me viro muito bem. Eu nunca me arrependo de resistir a todos aqueles venenos disfarçados de gostosuras, porém já me arrependi no início de não resistir. Tenha em mente a maçã da Branca de Neve: linda e venenosa. Você olha para as mesas do lado, vê todos comendo as "delícias", mas você não vê quais problemas de saúde eles têm por causa disso, entre outras coisas. Um dia fiquei observando um rapaz sentado ao meu lado na outra mesa no café da manhã do hotel, ele estava comendo a mesma coisa que eu: frutas, pudim de chia, que deu um jeito de fazer, aveia. Ele tinha evitado todo o resto. Eu já queria fazer amizade, hehe. Comentei nos meus stories sobre isso e ele se reconheceu: disse que era ele e que depois de se libertar de várias doenças, não caía mais nas ciladas alimentares.

Carrego sempre comigo a **malinha mágica**:

Nela tem chia e flocos de amaranto em saquinhos, óleo de coco em sachê, açúcar de coco, cacau, levedura nutricional (melhora qualquer arroz com legumes, caso eu só encontre isso para comer), castanhas e frutas secas.

Levo também folhinhas de arroz que compro em lojas de produtos japoneses ou naturais. São leves, não ocupam espaço e posso hidratá-las no quarto do hotel mesmo e comer com qualquer coisa.

No buffet do hotel frequentemente encontro aveia e frutas. Fica fácil.

No quarto, à noite, antes de dormir, pego o copo do frigobar e preparo o **cremosinho de chia** para comer no dia seguinte no café da manhã. Misturo:

2 colheres (sopa) de chia com um pouco de açúcar de coco, 1 colher (chá) de cacau e 1 xícara (chá) de água. Desço para o restaurante de manhã, acrescento 1 colher (sopa) de aveia, frutinhas, sementes, passas, o que eu encontrar. Fica delicioso. Se também tiver canela, polvilho para me dar energia.

Dá pra fazer isso na hora também com um suco de uva ou de laranja em vez da água e do cacau.

Me sustenta por horas.

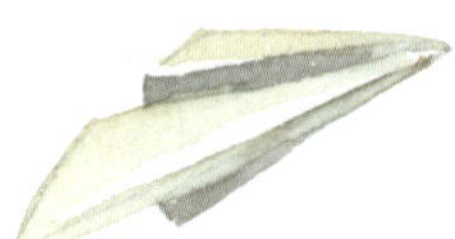

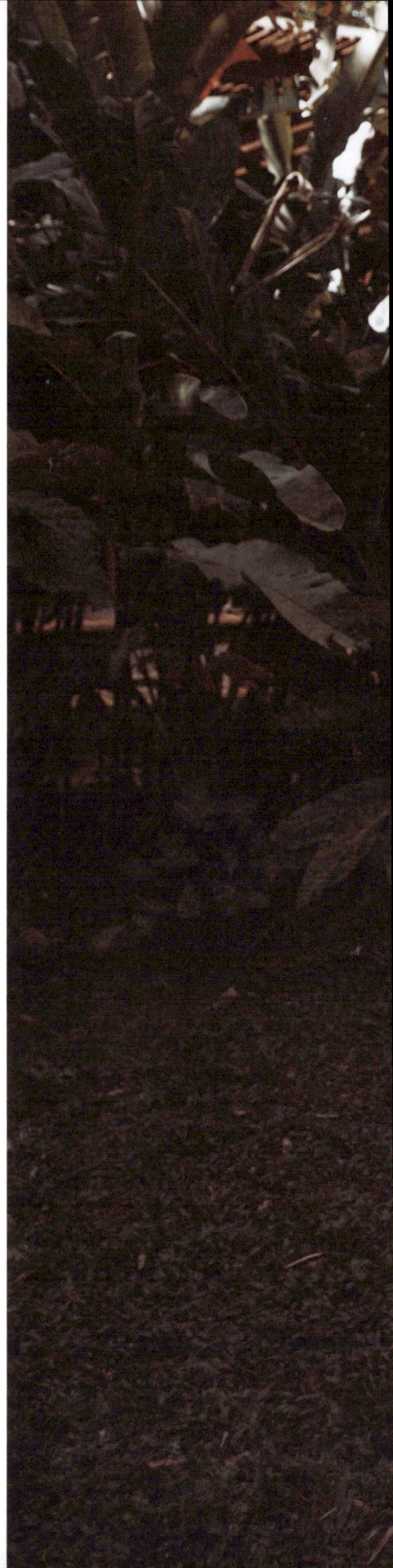

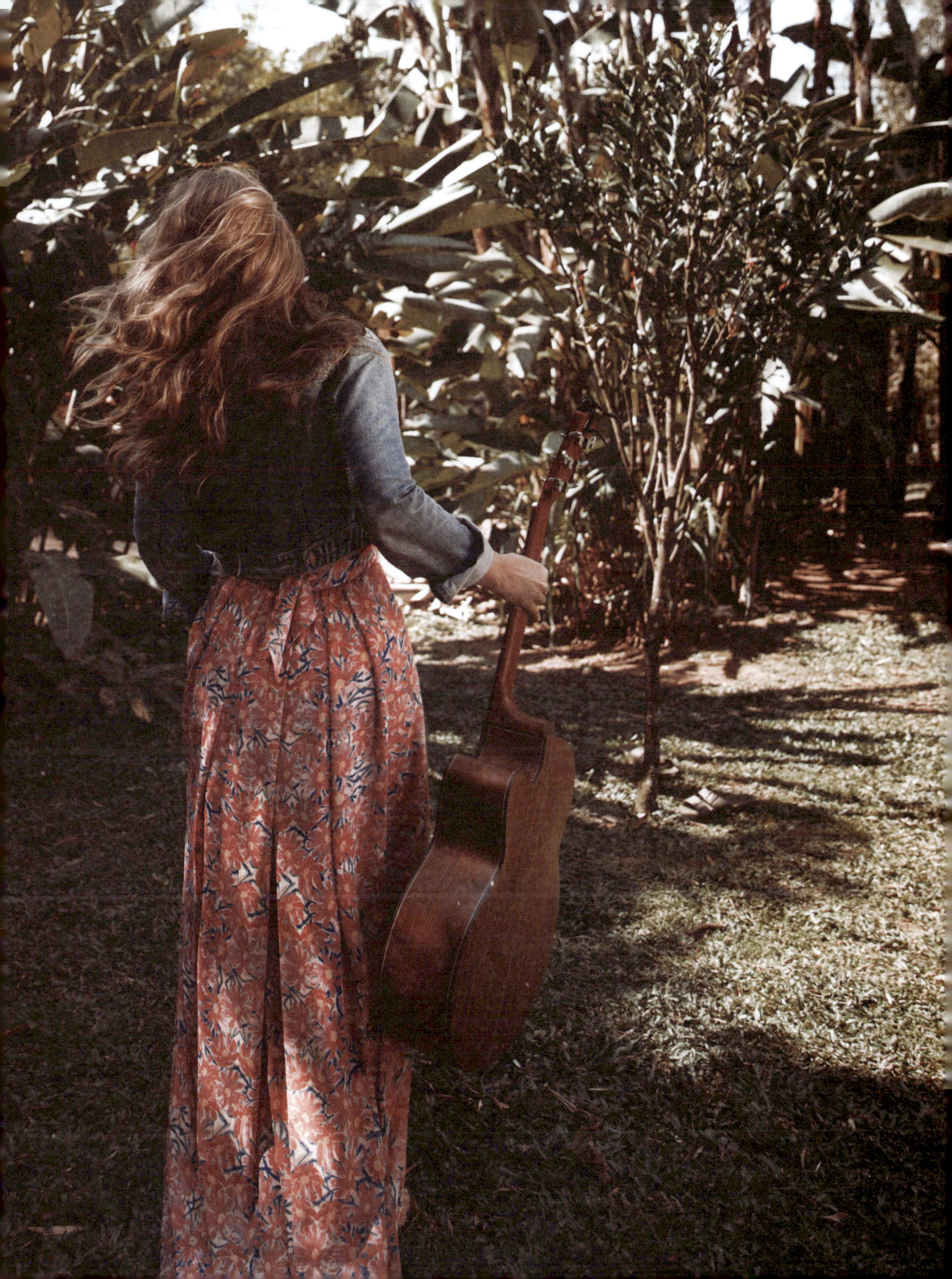

Coisinho MacGyver

Tenho uma amiga que me chama de MacGyver da comida. Estávamos em uma pousada na praia e ela estava com vontade de comer um chocolate. Peguei minha malinha mágica, levei ao banheiro para usar a pia. Cinco minutos depois entreguei à Juliana um bombom delicioso. Ela: "Como você saiu do banheiro com isso?" Rimos muito! Até hoje ela lembra e conta essa história. E que o bombom estava delicioso.

Na verdade foi bem simples:

Ingredientes

- 2 colheres (sopa) de óleo de coco *(na forma líquida)*
- 1 colher (sopa) de cacau em pó
- 1 colher (sopa) de açúcar de coco
- 1 colher (chá) de melado de cana
- Pitada de noz-moscada e canela *(ou até pitada de sal)*

Modo de fazer

Peguei o copo do frigobar e misturei nele todos os ingredientes. Levei pra geladeira do frigobar por 5 minutos. Cortei em dois pedaços e dei metade pra ela. Quando há passas ou nozes ou berries, coloco também. Pode colocar coco ralado ou pimenta-rosa, uvinhas etc.

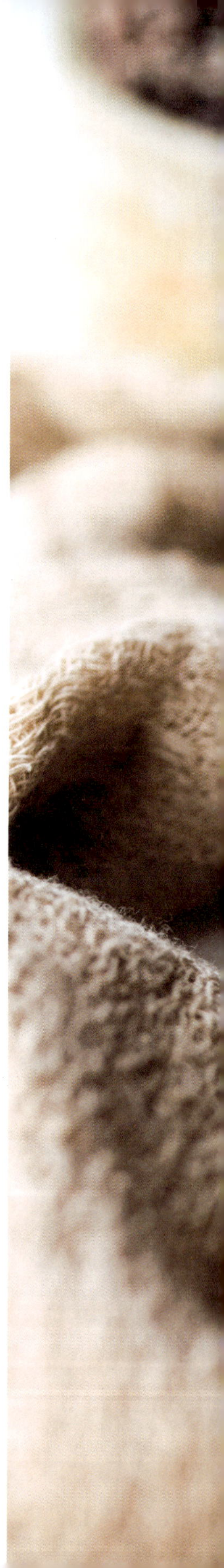

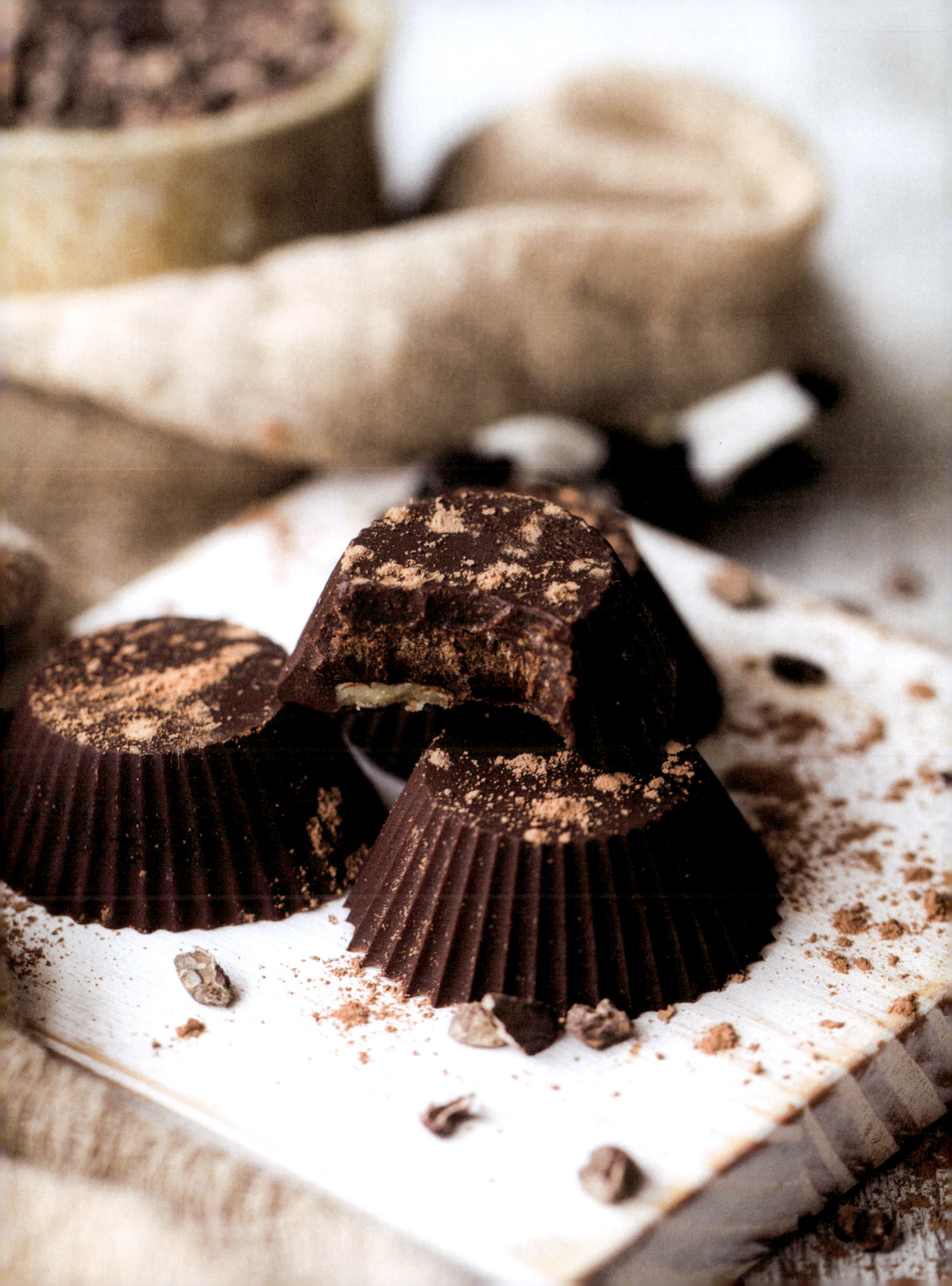

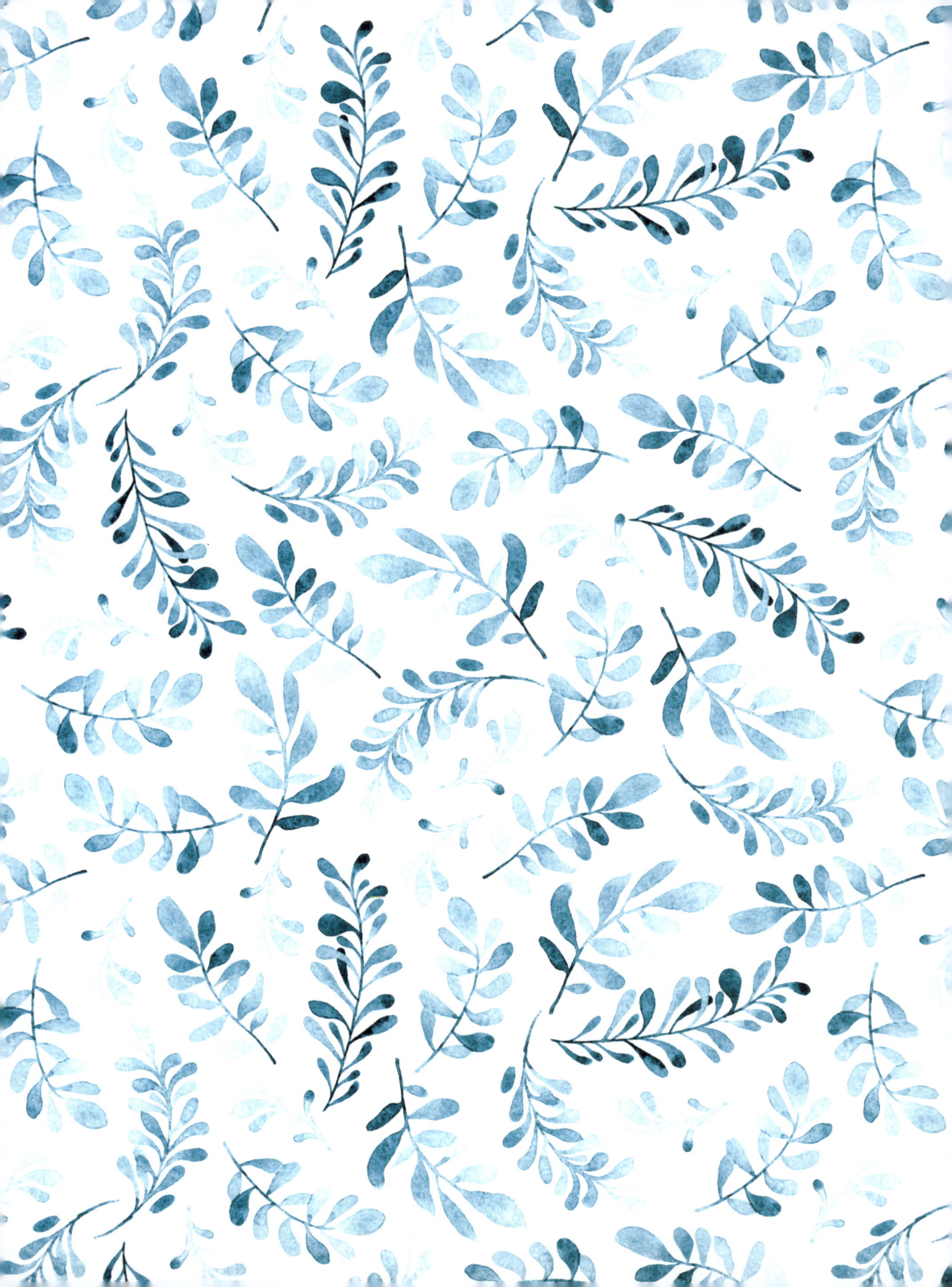

Rocky

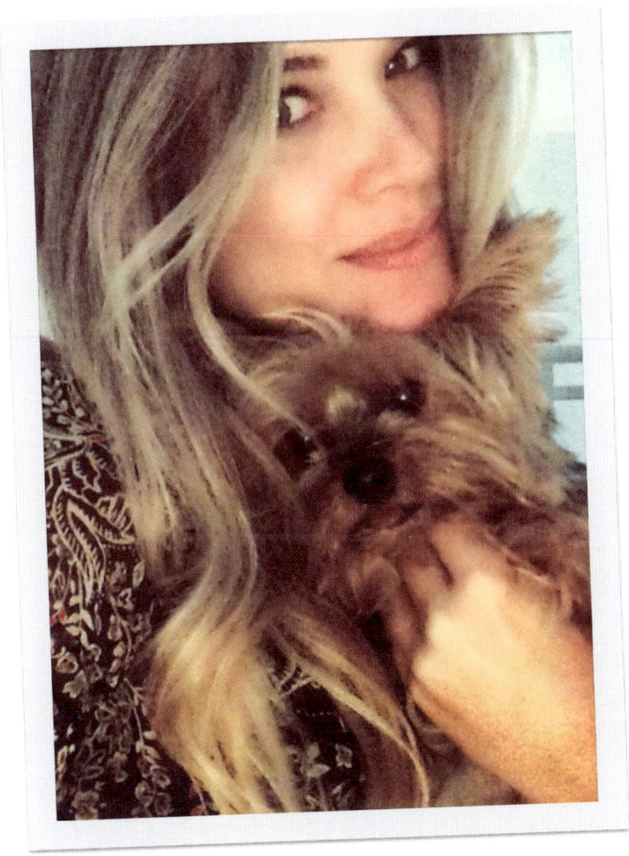

Uma vida sem ração

Rocky foi um presente na minha vida e, na época, eu não imaginava o bem que ele me faria e que me salvaria em muitos momentos difíceis.

Quando eu vim para São Paulo, quinze anos atrás, eu morava com um ex-namorado, que iria passar seis meses morando fora. Para que eu não me sentisse sozinha ou triste, ele apareceu com uma bolinha de pelos em casa. Era o filhote de uma cachorrinha de uma amiga dele. Foi literalmente um presente. Ele não foi comprado, foi adotado, mas não das ruas. Hoje eu queria adotar todos os seres de amor que encontro nas ruas, mas minha rotina de viagens e trabalho não permite. Um dia morarei em um santuário, projeto de vida, onde cuidarei de animais resgatados da indústria, das ruas, de crianças abandonadas e velhinhos. Todos cuidarão uns dos outros. Velhinhos terão seus "netos" e "netos" terão seus "avós". Todos cuidarão dos animais e uns dos outros. Plantaremos e cozinharemos nossa própria comida. Seremos

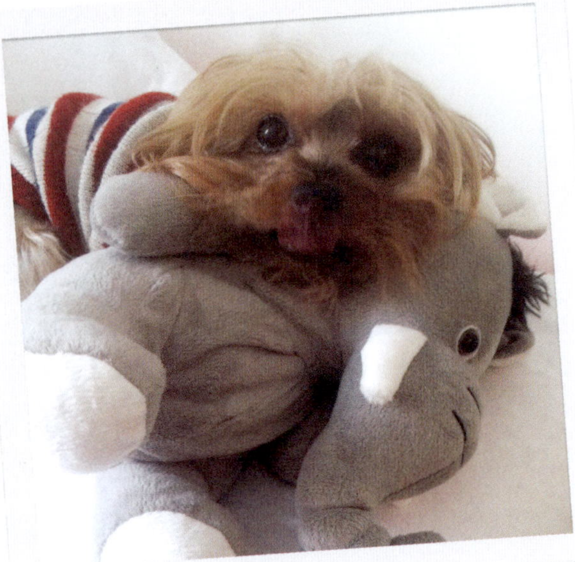

uma linda comunidade em harmonia. Tudo começa com um sonho.

Levei Rocky à veterinária quando ele chegou, e ela me indicou uma ração específica. Li o rótulo e não dizia nada sobre todos os ingredientes. Nenhuma ração trazia os ingredientes. Comprei uma que dizia que era à base de vegetais. Senti uma responsabilidade e uma culpa imensa em alimentar aquele corpinho minúsculo com algo que eu não sabia o que era, na verdade. E isso despertou muita coisa em mim em relação a tudo também. Ele veio bem na época de minha transição para vegana.

Coloquei a ração no potinho, ele cheirou e não comeu. Em seguida, comecei a preparar meu almoço: brócolis, couve-flor, arroz integral. Ele olhava e emitia uns gemidinhos. Perguntei: "Quer?" Dei uma florzinha de couve-flor. Ele devorou e deu uma voltinha em círculos, como fez por toda sua vida. Era o sinal que gostava e queria mais. Foi assim que iniciou sua vida vegetariana e sem ração, e assim foi pelos quinze anos que ele viveu.

Estudei seu organismo, o que ele deveria evitar, como chocolate, passas e algumas sementes. Se seu instinto fosse carnívoro, eu não impediria isso. Se ele quisesse caçar ratos, passarinhos, por mais que me doesse, eu não interferiria. Ele nunca assim o fez. Corria atrás de pombas apenas pra brincar.

Um dia, fui a um casamento-churrasco de um casal de amigos. Como ele sempre ficava olhando pessoas comendo com cara de "pidão", deram carne pra ele. Meu coração despedaçou, mas não impedi. Se ele comeu, é porque queria. Mas ele passou mal por uma semana, vomitando e com diarreia, quase morreu. Foi para o hospital. Você pode pensar: "Ah, mas é porque o organismo dele não estava acostumado". Bom, se ele tivesse comido algum vegetal ou fruta que nunca havia comido, isso não teria acontecido. Como nunca aconteceu.

Durante quinze anos, nunca teve nenhuma alergia, nada. Foi completamente saudável e os exames de sangue eram elogiados por todos os veterinários. Todos me perguntavam curiosos sobre sua alimentação. Isso funcionou com o Rocky, que tinha 3,5 kg. Eu não sei sobre outros animais, sobre outros cachorros. Apenas sobre ele. Nunca um veterinário questionou sua alimentação, os exames de sangue sempre foram a evidência de que ele esteve em excelentes condições de saúde.

Cuidava da alimentação dele como cuido da minha. Equilibrava suas refeições, cuidava para não gerar picos de glicemia ou inflamações, e para que não faltasse nenhum nutriente. Ele comia basicamente o que eu como, com quase nenhum tempero, três vezes ao dia, mesma quantidade de vezes que fazia cocô. O cocô dele era durinho, sem cheiro – ou bem suave, depende do que comia. Rocky tinha poderes sobrenaturais no que se refere a pão. Quando eu ia pra cozinha e pensava em fazer um pão, antes mesmo de eu pegar qualquer tigela ou ingrediente, ele já fica sentadinho na frente do forno esperando ficar pronto.

Rocky faleceu há pouco tempo e mantenho este capítulo do livro porque enquanto ele viveu, inspirou muitos outros pais de animais a adotarem uma alimentação saudável para seus filhos. E espero que inspire muitos outros ainda. Ele era tão pequenino e foi o ser mais importante de minha vida. Foi o último ponto de conexão no meu veganismo, me inspirou e me salvou muitas vezes, me consolou nos momentos mais difíceis. Lambeu muitas lágrimas nesses quinze anos.

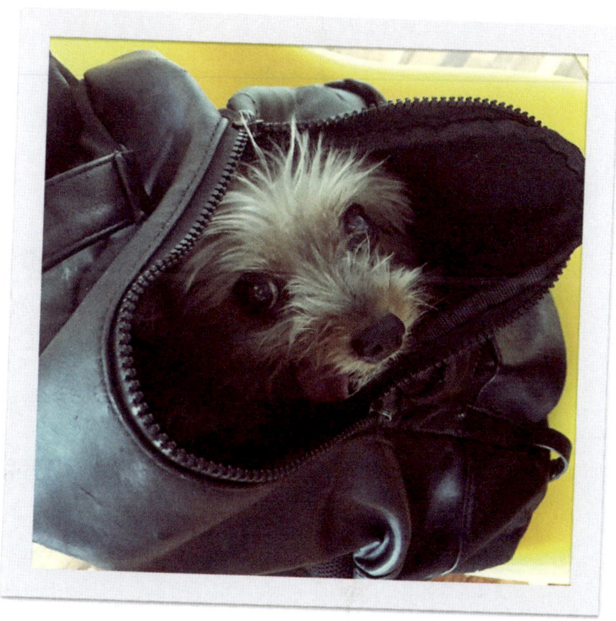

Descobri um tumor debaixo de seu olho esquerdo por causa de uma irritação que não curava completamente com colírio nenhum. Depois de levar a quatro veterinários e a um oftalmologista, pedi para fazer uma tomografia. E lá estava o tumor, já gravíssimo, com metástase no fígado, isto é, em estágio avançado. Depois do impacto, só rezei muito para que ele não sofresse. Eu não deixaria. Anjos não merecem sofrer.

E assim foi. Rápido. Só o percebi sofrendo nos últimos três dias. E fiquei com ele grudado ao meu peito por todo o tempo. Até que ele não suportou mais. E eu o deixei partir.

Segundo os veterinários, ele superou em três vezes a expectativa de vida que ele teria se sua dieta não tivesse sido tão saudável. O pai e a mãe dele morreram ambos de câncer com cinco e seis anos, respectivamente. E o Rocky nasceu com um probleminha congênito na válvula mitral do coração. Então, me esmerei em fazer ele viver o maior tempo possível lutando contra uma genética cruel.

Rocky, a saudade mais bonita que tenho orgulho de ter. O amor mais puro que já senti. A dor que vou querer carregar, porque vai sempre me fazer lembrar. Te amo, meu filho.

Comidas preferidas do Rocky

Frutas: maçã, pera, pêssego, melancia, melão, a casca do kiwi, e amava os verdinhos do morango, banana congelada picada com aveia, flocos de quinoa ou de amaranto batidos ou apenas misturados. e mais:

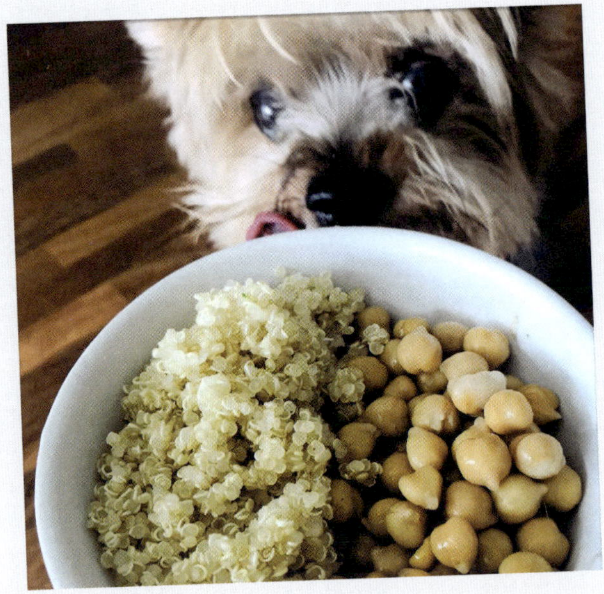

- Mingau de aveia ou painço
- Panquecas verdes
- Pão proteico que faço em casa
- Arroz integral com lentilha
- Quinoa cozida com abobrinha
- Grã-de-bico cozido
- Brócolis e couve-flor cozidos
- Couve
- Alface-americana
- Repolho cru
- Abobrinha crua em pedacinhos
- Abóbora-cabotiá assada → inclusive as cascas
- Batata-doce cozida
- Inhame cozido

Temperos nos grãos: orégano, manjericão, gotinhas de azeite ou óleo de gergelim.

Ele sempre amou roer cenouras e maçãs. Uma forma natural de limpar seus dentinhos.

Rocky era geminiano. Tinha fases que adorava algo, de repente não gostava mais e um mês depois começava a gostar de novo. Na verdade ele era bem esperto, sabia o que o corpinho dele precisava.

Lembrando de deixar a batata-doce e o inhame de molho antes de cozinhar, para eliminar o excesso de oxalatos.

Limpeza

Banho

1 colher (sopa) de bicarbonato diluída em 500 ml de água.

Escovava o pelo dele com vinagre de maçã. É só pulverizar um pouco e escovar. Eu limpava as orelhinhas com o vinagre diluído em água e um paninho limpo. Na composição do vinagre existe o ácido acético, substância natural que repele por completo tanto os carrapatos quanto as pulgas.

Modo de fazer: misture partes iguais da água e vinagre de maçã. É muito importante que dilua bem o vinagre e utilize a mesma quantidade de ambos os líquidos. Em seguida, umedeça o pano nessa mistura, escorra-o bem e passe com cuidado. Realize movimentos suaves e evite que o produto entre em seus olhinhos. Pouco a pouco os parasitas desapareciam. Ao ser aplicado de forma tópica, podemos fazer uso desse remédio também em filhotes. Mas sempre com a autorização do veterinário.

O vinagre de maçã conta com propriedades anti-inflamatórias, antifúngicas e hidratantes que nos ajudam a equilibrar o pH de todo o corpo, dando ênfase ao equilíbrio da pele e ao couro cabeludo do nosso cão. Assim, prevenia o aparecimento de irritações, infecções e melhorava a saúde capilar. Você pode realizar esse processo diariamente, mas apenas uma vez por dia. Ele não ficará com cheiro de vinagre, pois vai evaporar.

O vinagre de maçã ajuda em processos digestivos, evita o desenvolvimento de diabetes, ajuda a desintoxicar o trato urinário em casos de infecção. Ainda favorece a metabolização das gorduras do organismo, ajudando assim a manter o fígado saudável. Ele também beneficia a eliminação de toxinas, entre outros. Eu colocava 1 colherzinha (café) de vinagre de maçã orgânico no recipiente de água do Rocky, três vezes por semana. Ele tomava normalmente e até gostava, inclusive nesses dias ele tomava até mais água do que o normal.

Saquinho para o cocô

Dá para fazer saquinhos com o jornal ou comprar sacos de pão em lojas de embalagens/papelarias.

Limpar xixi

Usar bicarbonato e vinagre. Se seu dog fizer xixi no tapete ou no sofá (respire fundo), jogue imediatamente em cima bicarbonato e vinagre. Deixe agir. Limpe.

Mas não custa lembrar: consulte sempre o veterinário.

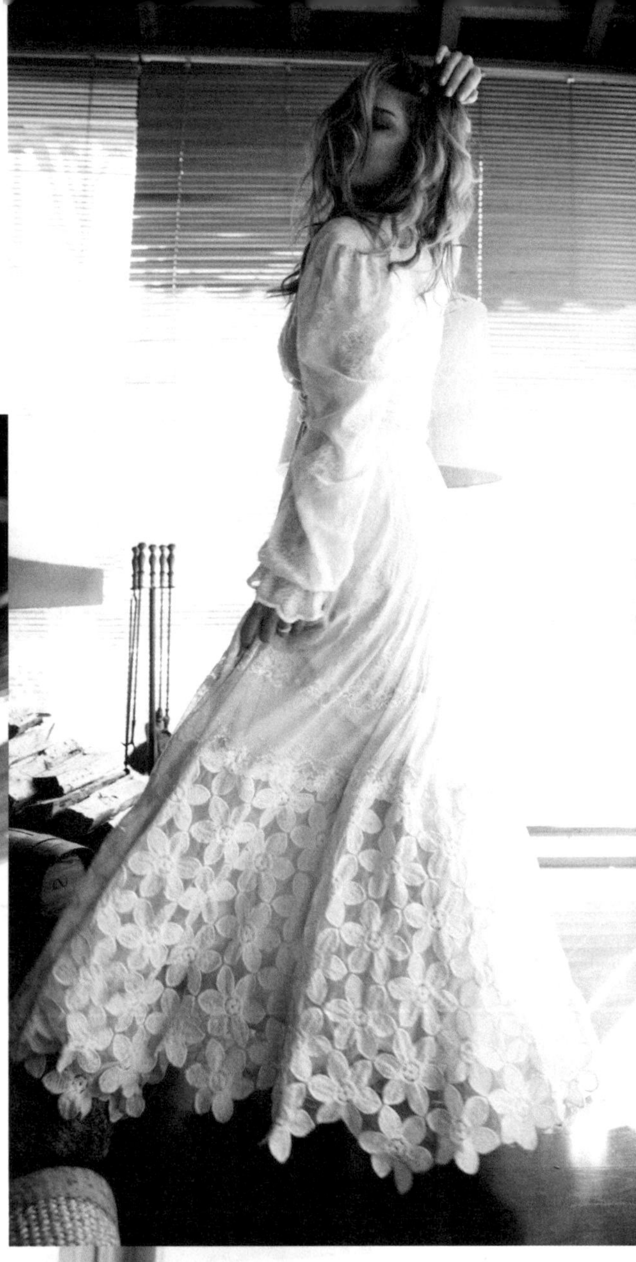

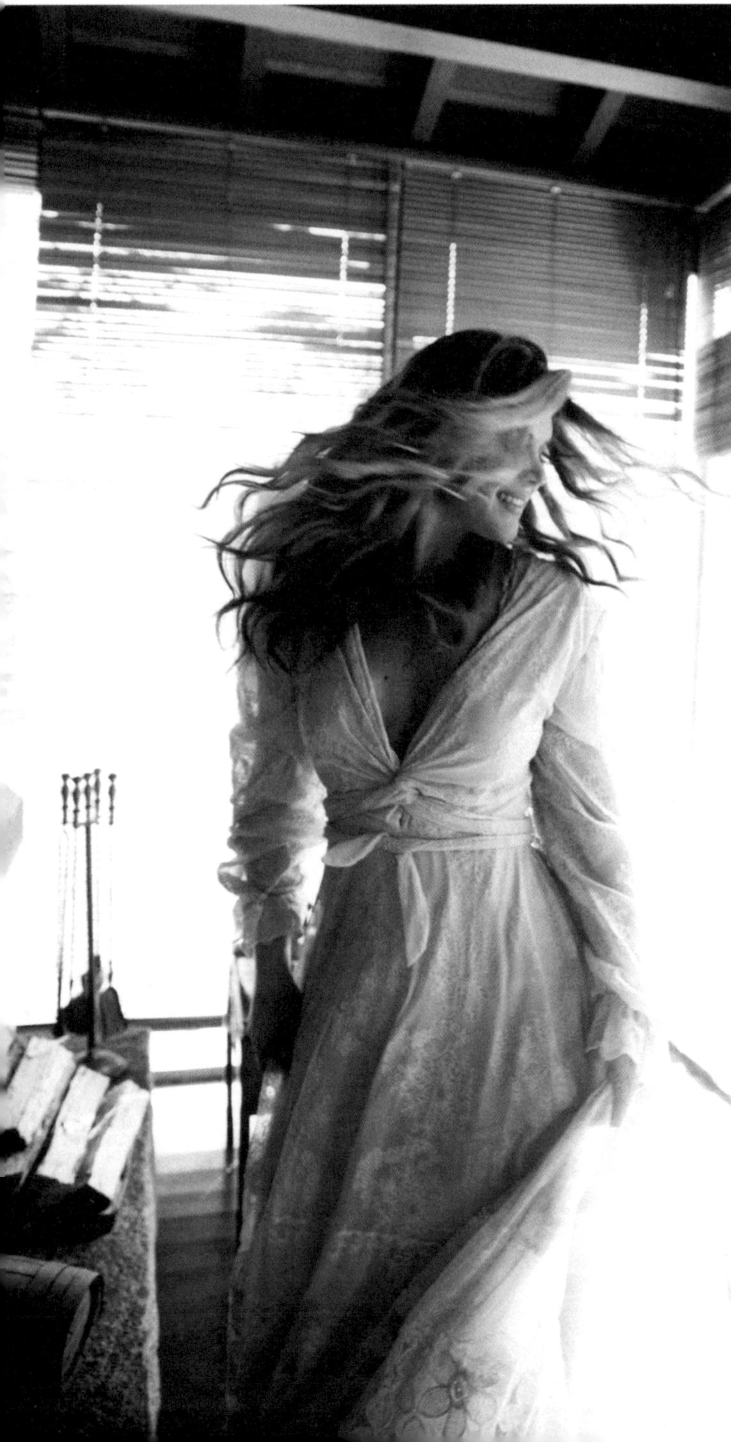

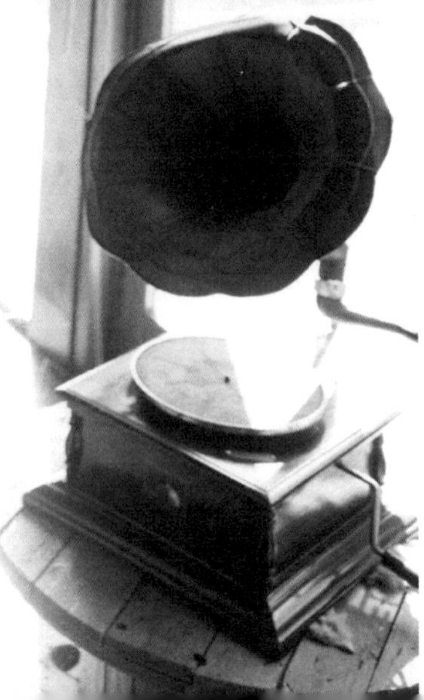

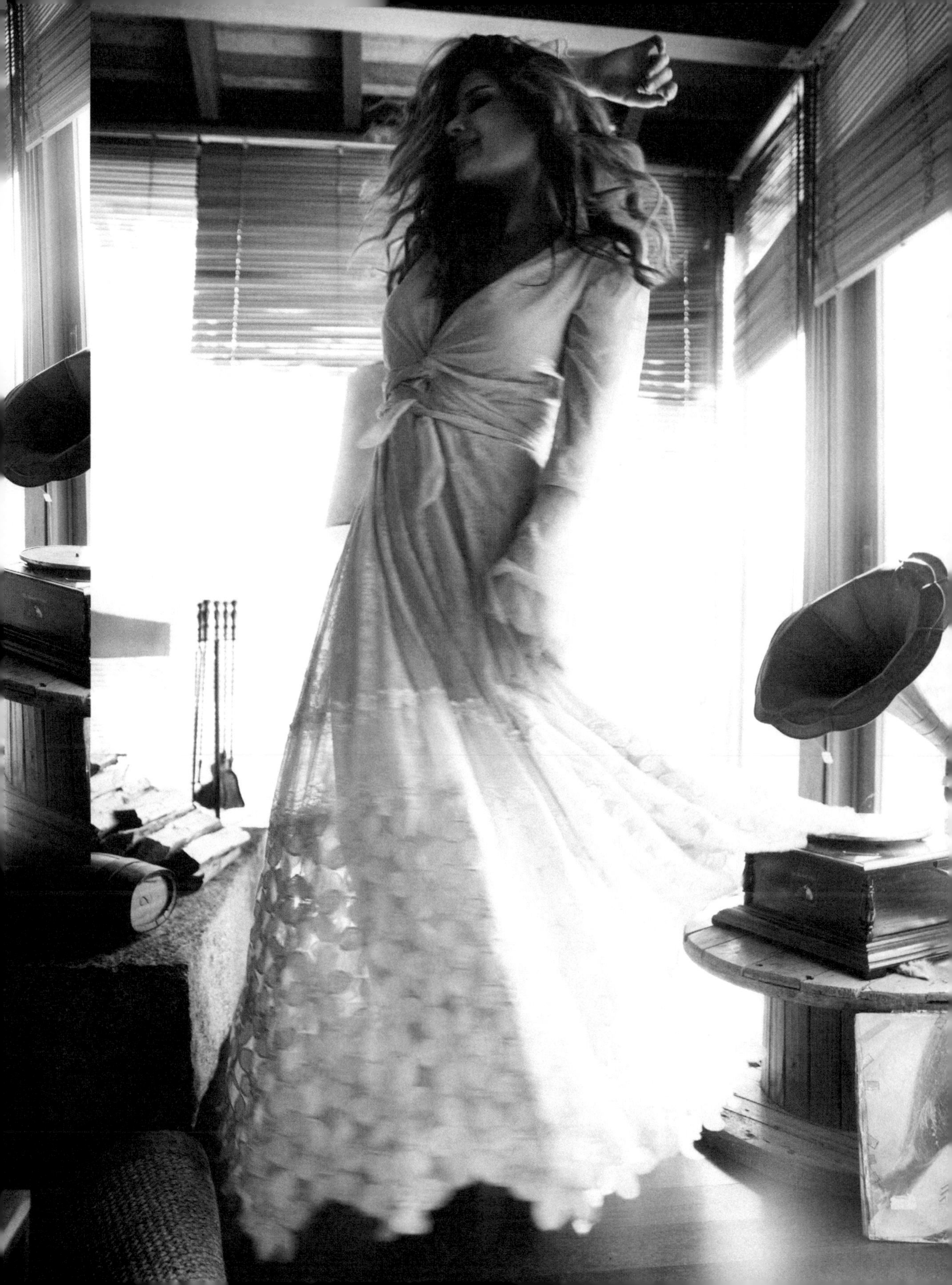

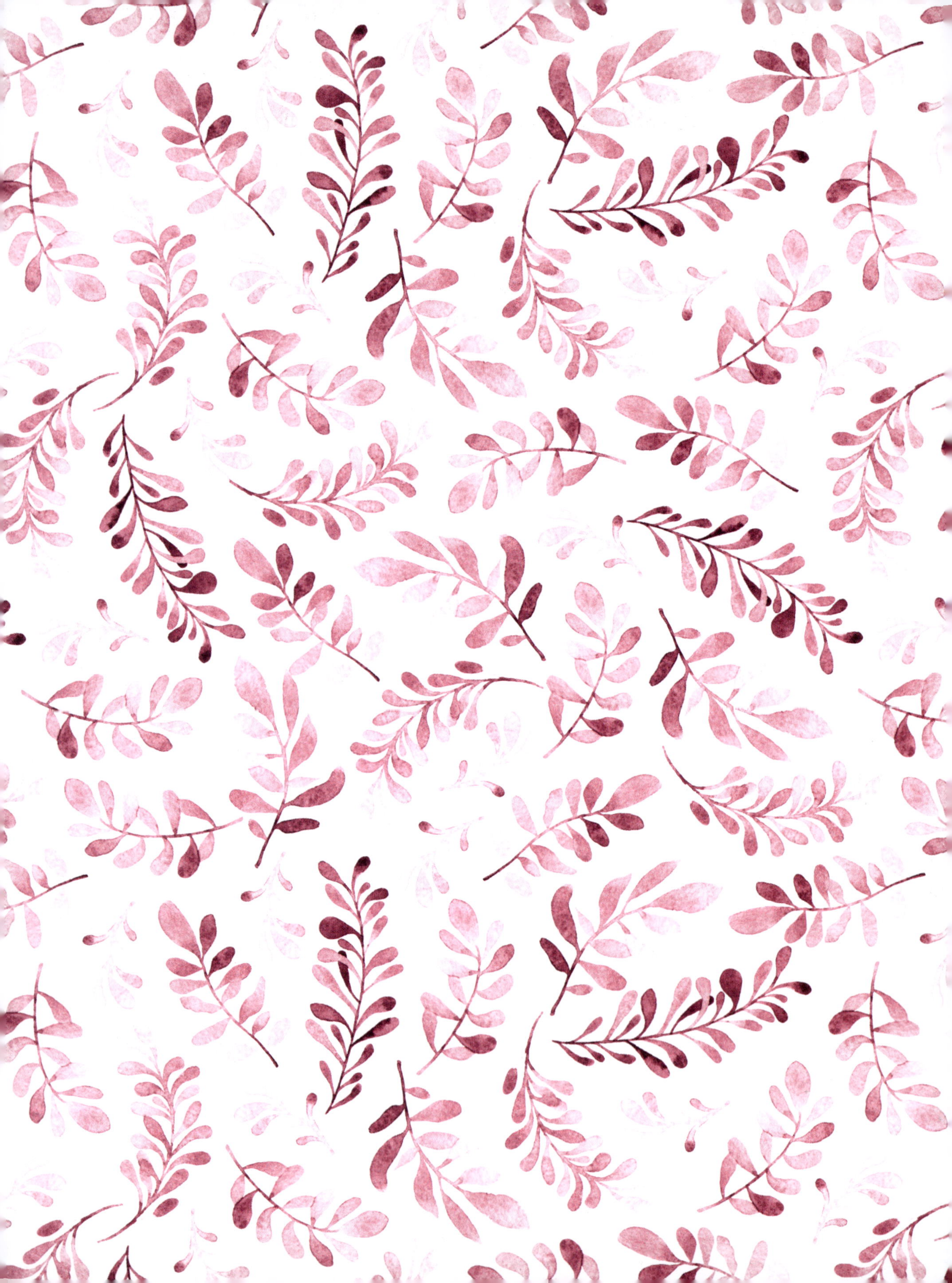

Belezinhas e limpeza ecológica

Nesta busca por corpos perfeitos, enxergo sorrisos brancos, mas nem sempre sinceros. Todos estão ficando tão iguais.

Não gosto de coisas perfeitas. A perfeição é fácil de ser esquecida. Um nariz perfeito não será lembrado. Porém orelhas tortas nunca serão confundidas. Nomes estranhos podem virar piada, mas ficam na história e são facilmente reconhecidos. Uma pinta preta e peluda pode não ser bonita, mas na bochecha certa jamais será esquecida. Bela é a voz rachada com personalidade. Charmoso é um careca assumido, um barrigudinho divertido. Irresistíveis são dentes separados num sorriso, mãos desproporcionais, mas que seguram forte. É como aquela música esquisita que não sai da cabeça. Aquele gosto exótico provado na viagem de dez anos atrás que você está sempre tentando reencontrar.

Hoje em dia bonito é fácil de ser. Mas irresistível mesmo é a perfeita imperfeição.

Passamos parte de nossas vidas sendo inseguros querendo provar nosso valor, talento, nossos pensamentos, sentimentos. Nem sabemos quem somos direito. Somos uma mistura de influências de nossos pais, amigos, sociedade, do que esperam que sejamos. E nessa de tentar ser o que não somos, pegamos caminhos errados e então a dor vem. Se dói, é porque não está indo no caminho determinado para você. Quando você para de forçar, ouve sua essência e começa a se conhecer de verdade, começa a se cuidar mais, se gostar, se orgulhar de si mesmo, se respeitar.

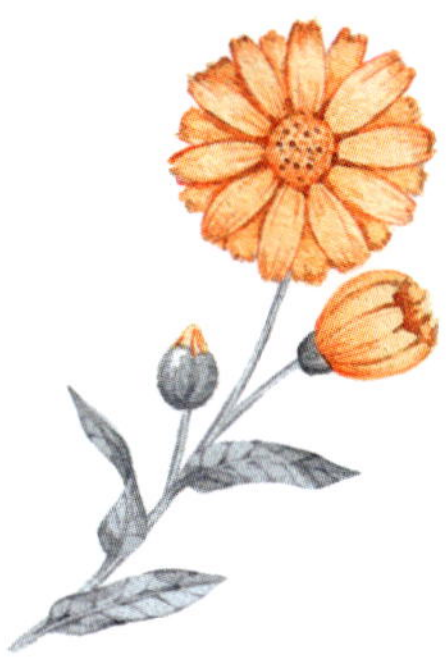

E a segurança vem naturalmente. Tudo muda. Mas para isso você precisa estar disposto a se reinventar, abdicar do que vem fazendo que te prejudica. A gente sempre sabe o que é. Tem que ter firmeza para mudar sem se preocupar com o que vão achar. Mas a vida é SUA, de mais ninguém. Coragem. Você só tem um vida neste corpo e o cronômetro está ligado. Você está sendo hoje quem você planejava e sonhava ser quando projetava o futuro?

Você tem orgulho de você mesmo quando se olha no espelho? E quando fecha os olhos e o espelho reflete sua alma?

Que cada um encontre a sua verdade, e ela não esteja no espelho.

O básico

Nada traz mais saúde e beleza para a pele do que tomar bastante água para eliminar as toxinas, e hidratá-la sempre, além de dormir bem para restaurá-la. Parece óbvio, mas não é tão simples para muita gente.

Se você tem dificuldade em tomar água, faça chás e infusões geladas de ervas e flores e vá tomando durante o dia. Sem açúcar! Lembre-se: você não tomaria banho de açúcar, tomaria? Seu organismo precisa de água para funcionar bem.

Para dormir tranquilamente, pingue gotinhas de óleo essencial de lavanda num difusor antes de deitar. Ou coloque a flor dentro da fronha do travesseiro. A lavanda é calmante e ansiolítica.

Agora, passemos para algumas perguntas sobre o tema.

E os cosméticos testados em animais? Jogo fora? E os produtos de limpeza?

Mesmo caso das roupas. No meu caso eu despertei pra questão das químicas também. Não queria passar no meu corpo nada que não fosse natural, nada que eu não soubesse o que era. Não queria absorver venenos pela pele e nem prejudicar o meio ambiente. Se as empresas iam até a natureza para obter parte dos ingredientes, eu fui direto à fonte. Hoje está mais fácil, você pode escolher a marca natural e *cruelty-free* que mais gosta e comprar. Mas sempre pode fazer em casa, como eu faço e ensino. Não esqueça de consultar seu dermatologista. Vamos nessa?

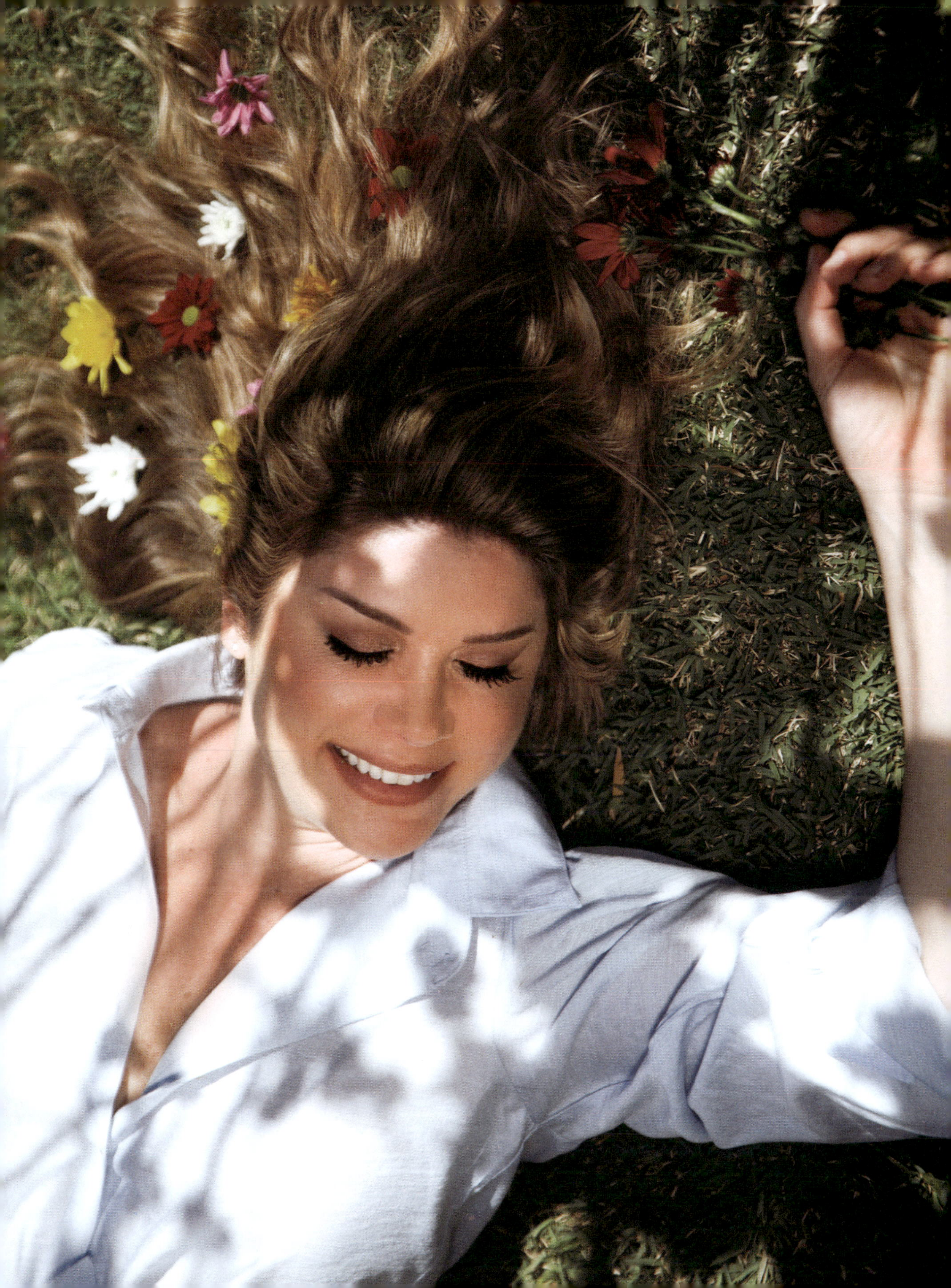

Esfoliante para os lábios

Ingredientes

1 colher (sopa) de óleo de semente de uva (ou amêndoas, ou azeite de oliva)

2 colheres (sopa) de açúcar mascavo (ou de coco)

1/2 colherzinha (café) de canela em pó

2 gotinhas de extrato de baunilha (opcional)

1 cápsula de óleo de vitamina E (opcional)

Modo de fazer

Misture tudo e mantenha em um potinho de vidro com tampa.

Eu uso 2 vezes por semana. Adoro a textura macia com que meus lábios ficam depois.

A canela em pó estimula a circulação sanguínea, ajuda a clarear manchinhas e tem benefícios anti-idade.

Primer

Leite de magnésia

Já usei muito o leite de magnésia para preparar minha pele antes de me maquiar. Na época eu nem sabia que se chamava primer (mas faz sentido). Você o acha facilmente em farmácias ou mercados. É bem barato.

Com o rosto limpo, aplique em toda a face e espere secar. Comece sua maquiagem.

Tônico antioxidante para o rosto

Ingredientes

150 ml de água mineral ou filtrada

5 cravos — *bom para acne, vermelhidão, pequenas marcas e cicatrizes*

2 canelas em pau

1 colher (chá) de cardamomo — *bom para evitar ou tratar acne, tônico natural para a pele, anti-idade*

1 rodela de gengibre — *aumenta a circulação sanguínea, bom para acne e eczemas e também tem benefícios anti-idade.*

Modo de fazer

Faça uma infusão com os ingredientes, deixe esfriar e aplique na pele. Deixe por 15 minutos e lave com água corrente.

Batom-gloss-blush

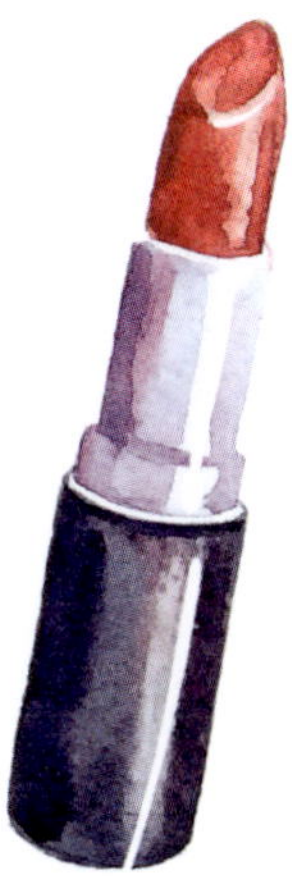

Ingredientes

2 colheres (sopa) de óleo de coco

1 colher (sopa) de beterraba desidratada em pó

1 colher (sopa) de araruta ou polvilho doce

Modo de fazer

Misture tudo com uma colherzinha numa tigela e mantenha num potinho de vidro fechado.

No frio ficará mais durinho.

Lavar os cabelos

Uma forma muito simples e que funciona contra a caspa é lavar o couro cabeludo com bicarbonato de sódio:

Ingredientes

1 colher (sopa) de bicarbonato de sódio

1 copo de água filtrada

Modo de fazer

Misture o bicarbonato de sódio com a água e aplique na cabeça massageando bem o couro cabeludo. Depois de alguns instantes, enxague. Não vai gerar espuma, mas ela não é necessária.

Para enxaguar, você pode usar 1 colher (sopa) de vinagre de maçã com 1 copo de água filtrada, como expliquei no *Diário de uma vegana*. O vinagre tem o ácido acético que tem um ph próximo ao ph do couro cabeludo humano. Ele é também antibacteriano e antifúngico. Ajuda a regular o ph, equilibrando a oleosidade natural. Ajuda também a melhorar a elasticidade dos fios, fecha as escamas e as cutículas, eliminando o frizz e deixando-os leves e brilhosos.

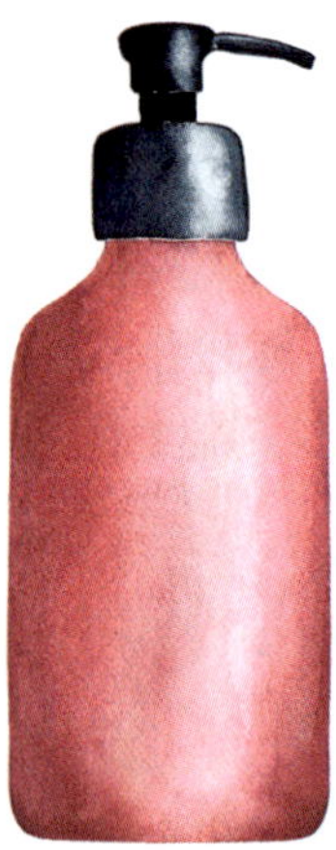

Você pode enxaguar também com:

Chá de alecrim

O alecrim tem como um dos ingredientes ativos o ácido rosmanírico, que apresenta propriedades anti-inflamatórias e antibacterianas. Ajuda a acalmar o couro cabeludo, evitando infecções, nutrindo e deixando os cabelos saudáveis.

Ingredientes

1/2 xícara (chá) das folhinhas frescas ou desidratadas

2 copos de água quente

Modo de fazer

Deixe em infusão com tampa por 10 minutos. Quando estiver morno ou frio aplique no couro cabeludo e nos fios. Pode usar também o óleo essencial de alecrim. Precisa diluir de 1 a 2 gotas em 2 copos de água e aplicar da mesma forma.

E pode pingar 1 a 2 gotas em seu leave-in natural e aplicar nas pontas e fios.

Leave-in para os cabelos

Você pode usar alguns óleos para passar nas pontas e nos fios:

Óleo de semente de uva, óleo de gergelim cru, óleo de jojoba. São baratos e fáceis de encontrar. Pode também usar o óleo de coco, pingando umas gotinhas de óleo essencial de laranja ou de alecrim.

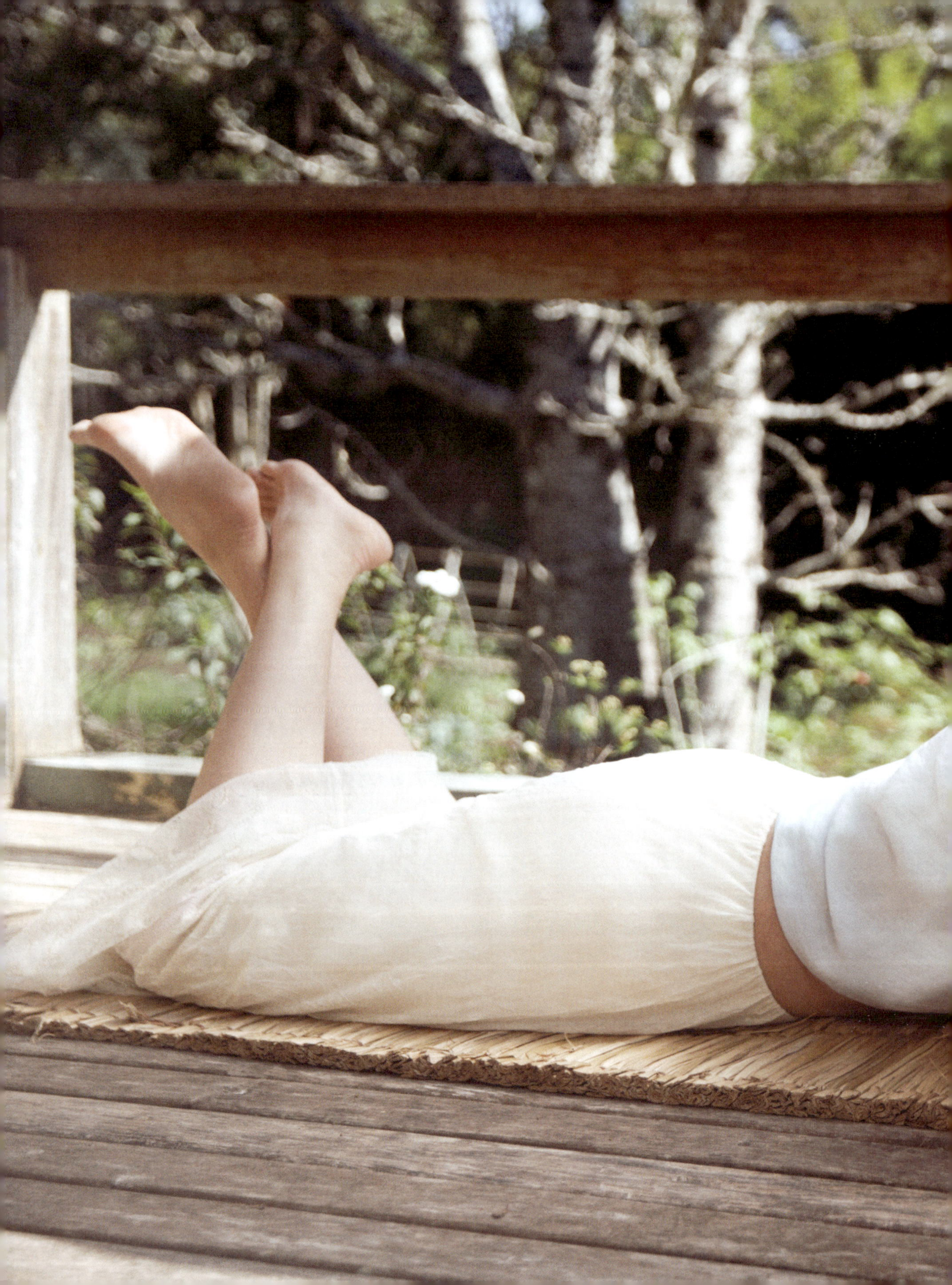

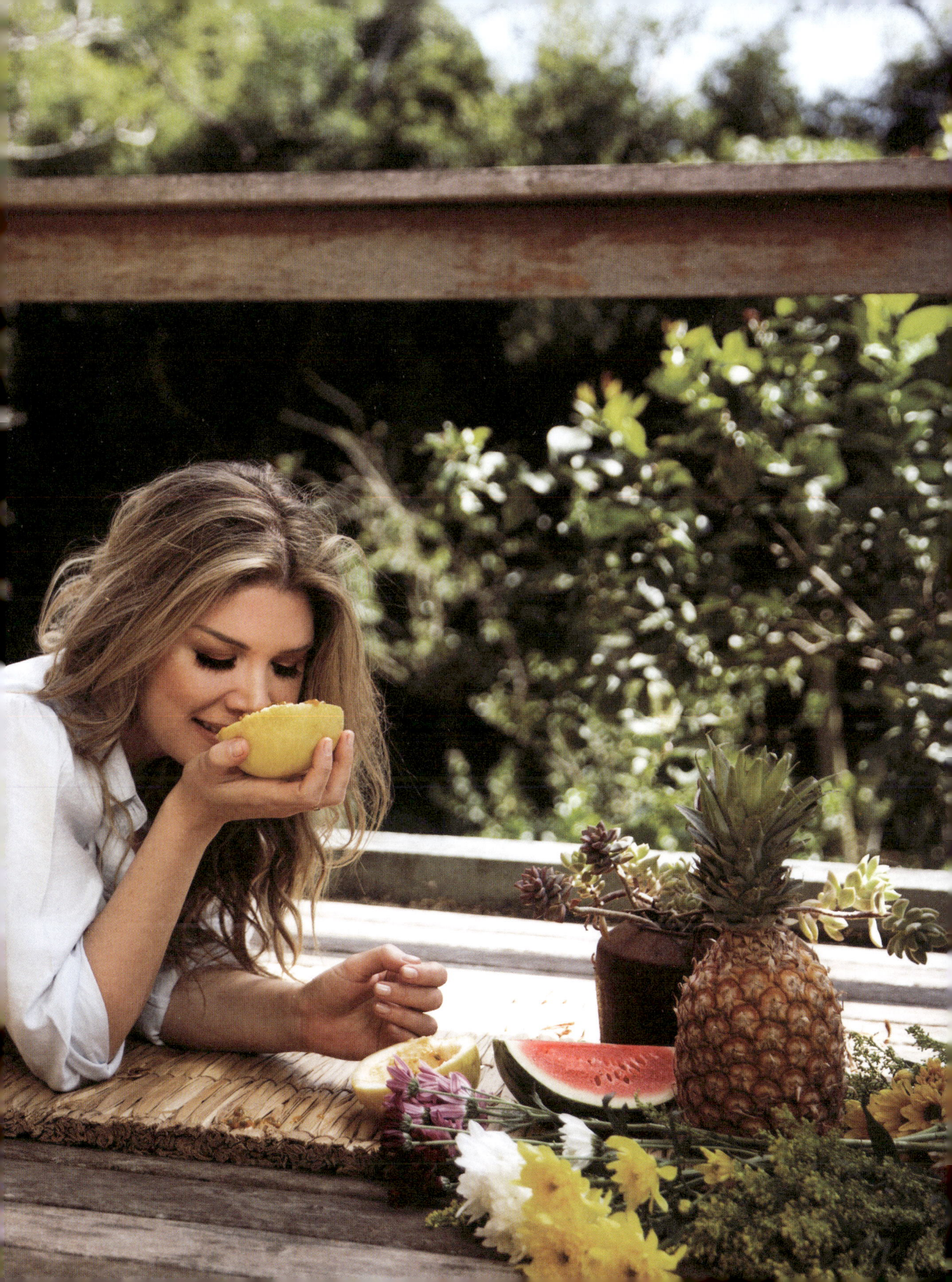

Para queimaduras de sol ou na cozinha

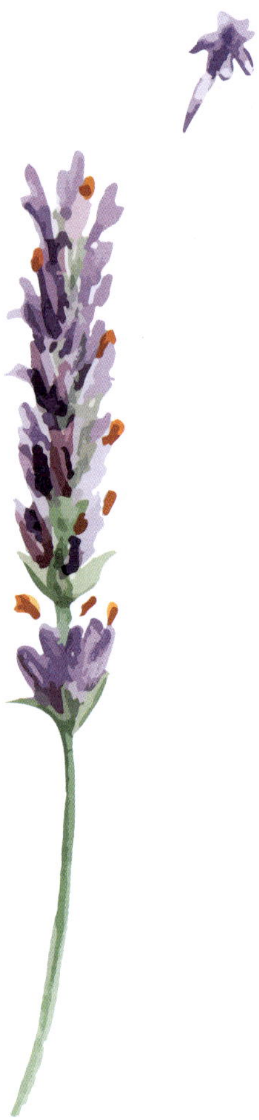

Óleo de coco

Efeito anti-inflamatório, cicatrizante, antisséptico.

Óleo essencial de lavanda

Tem poder anti-inflamatório, analgésico e anestésico, ajuda a diminuir a infeção e amenizar a dor. A aplicação em uma ferida ou em uma queimadura pode ser feita por meio de compressa ou pulverização. Pode diluir algumas gotas do óleo essencial de lavanda no óleo de coco.

Aloe vera

Ajuda a acalmar a pele e reduz a ardência. Ele é adstringente e ajuda na regeneração dos tecidos. Pode usar o gel da babosa gelado também.

Calêndula e camomila

Os óleos essenciais dessas duas flores lindas possuem efeito anti-inflamatório e antioxidante e ajudam a pele a regenerar mais rápido. Pode fazer também compressas geladas com o chá bem concentrado, se não tiver os óleos essenciais.

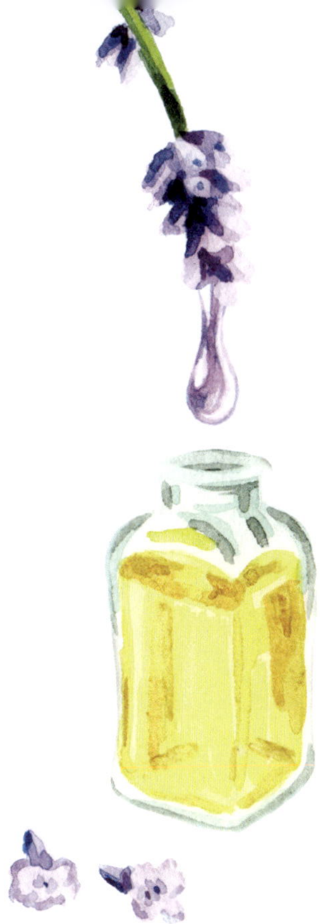

Para um sono de beleza restaurador

Coloque algumas gotas de óleo essencial de lavanda no difusor ou pingue em seu travesseiro. É ansiolítico e calmante, vai fazer você relaxar e dormir melhor.

No seu hidratante do rosto noturno, pingue 2 gotinhas de óleo essencial de laranja, também calmante para a pele, a vitamina C vai restaurar, tonificar e fechar os poros dilatados.

Tome um chá relaxante, como de camomila, capim-santo ou orégano.

Repelente de mosquitos

Hortelã, lavanda, citronela, sálvia, eucalipto e manjericão são ervas bem comuns e que os mosquitos não gostam. Onde elas estiverem plantadas, já não haverá tantos mosquitos.

Você pode pingar algumas gotas dos óleos essenciais dessas ervas num difusor. Ou fazer uma infusão bem forte delas (ou de algumas delas ou de uma delas que você tiver) e passar pelo corpo.

Se o mosquito já picou, pode fazer compressa de lavanda ou esfregar a flor na picada. Pode aplicar o óleo essencial também.

A parte interna (e gosmentinha) da cebolinha também é anti-inflamatória e ótima para passar na picada para desinflamar.

O cravo também é ótimo para repelir mosquitos. Pode espetar alguns na metade de um limão e deixar perto da cama enquanto dorme.

Pode também pingar algumas gotinhas de seus óleos essenciais em seu hidratante e passar pelo corpo.

Para tirar cheiro da geladeira

Ingredientes

1/2 xícara (chá) de pó de café

Bicarbonato de sódio

Modo de fazer

Lave o interior da geladeira com o bicarbonato diluído em água.

Coloque o pó de café no interior da geladeira e deixe.

Para limpar e clarear rejuntes de azulejo

Ingredientes	Modo de fazer
Bicarbonato de sódio	Aplique o bicarbonato de sódio.
Vinagre de arroz	Em seguida aplique a proporção do sumo de 2 limões diluído em 1 xícara (chá) de vinagre de arroz. Coloque num borrifador. Deixe agir por 10 minutos.
Limão	Depois esfregue com uma escovinha. Retire o excesso com água.

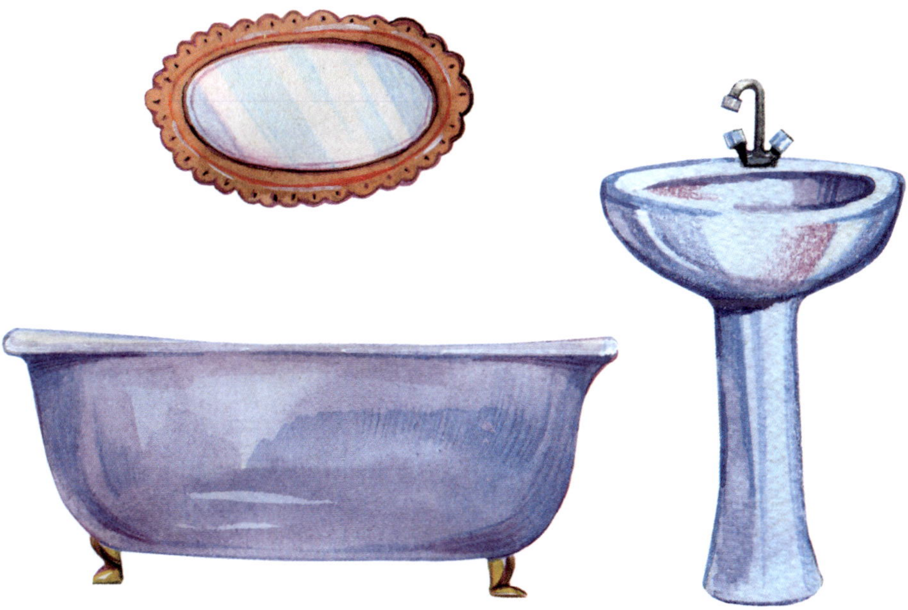

Dicas para um consumo consciente

O que eu faço com minhas roupas e sapatos de couro, lã e seda?

Se você se sentir bem com isso, use até eles acabarem. É mais sustentável e consciente do que você comprar novos. Eu não consegui mais depois de um tempo. Quando a consciência desperta, aquela bolsa que você amava parece sangrar. A jaqueta de couro começa a pesar demais. O pé dói com o sapato feito de dor. Eu doei tudo. Pelo menos alguém usaria tudo até acabar. Nem comprei novos na época. Eu já precisava cada vez de menos coisas. Só compro algo hoje se preciso mesmo.

Dicas para um consumo consciente

Preservar o meio ambiente deve ser parte do que é ser um vegano. O canudo de plástico que você usou pode ser o que vai parar no nariz de uma tartaruga, o plástico que parecia inocente em volta do legume é o que vai parar no interior de animais. Os vários copos de plástico que você gasta para tomar cafezinhos e água por dia na rua vão parar nos rios e nos mares, matam e deformam animais.

Tenha um copo reutilizável, um canudo e um lenço ou toalhinha sempre com você na bolsa e mochila. Dê preferência para sua *ecobag*.

Saquinhos para comprar frutas e legumes: os saquinhos de pano que envolvem os sapatos, lavo e uso para levar ao mercado e colocar as frutas e legumes.

Hoje recebo grande parte do que consumo em casa. Produtores locais entregam semanalmente por valores inferiores aos que se eu comprasse no mercado. Procure na internet produtores perto de você. Combine compras maiores com seus vizinhos e amigos. Fica mais barato e sustentável para todos.

Vidros e potes

Os vidros e potinhos onde guardo as especiarias, farinhas, temperos, grãos e sementes são vidros, latas, potes reutilizados de outros produtos, como conservas, geleias etc.
Ser consciente é ser AMOR.
Para terminar, algumas perguntas mais profundas e pessoais, que considero serem importantes responder.

> No Brasil 99% das latas são recicladas. Plástico em média 60% e vidro 30%. Se você não vai reutilizar o vidro, mas vai reciclar: veja o que será melhor reciclado, aproveitado e transformado. Pesquise nos pontos de coleta e nas cooperativas de reciclagem em sua cidade.

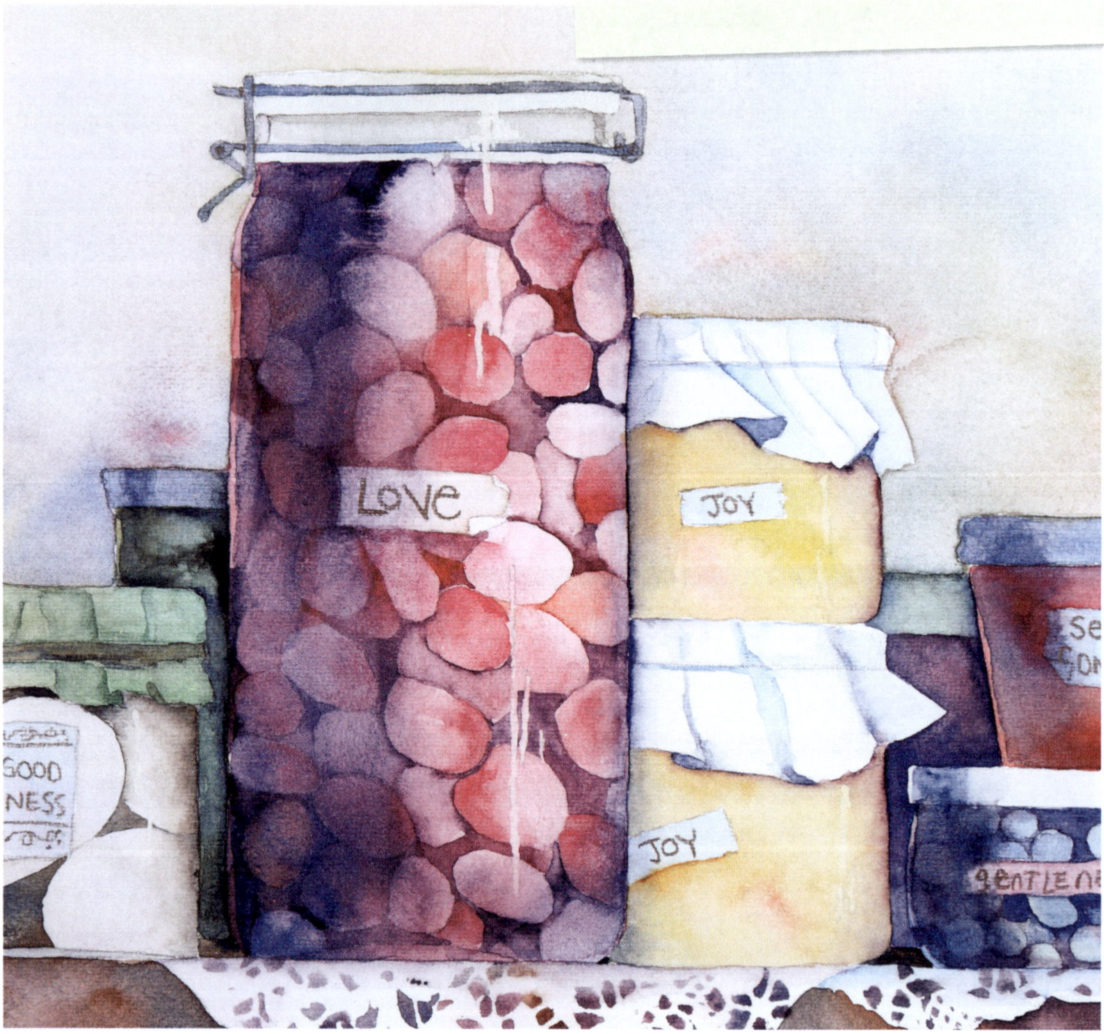

Como lido com julgamentos?

Conheci a primeira pessoa vegetariana na Austrália, quando eu tinha 20 anos. Até então eu não acreditava que existiam outros além de mim. Vale lembrar que, na época, o mundo não era conectado assim, como aconteceu com o advento da internet.

Tendo sido vegetariana desde sempre, tentava me adaptar a uma realidade diferente de mim. Eu nunca falava sobre isso com as pessoas. Eu não queria ser diferente. Quando você é criança ou adolescente você quer fazer parte do grupo, quer ser incluída. Mas eu era diferente. E o considerado normal sempre me incomodou.

Eu estudei direito porque tinha esse senso de justiça dentro de mim. Mas qual justiça? Dos homens? Na mesma época a música pulsava muito forte e eu compunha sem parar por necessidade de expressar tudo que explodia dentro de mim. Gravei um disco, dois discos. Vim parar em São Paulo. Gravei mais três.

Devo ter sido julgada tantas vezes por tudo. Por ser deste jeito que eu não saberia evitar. Mas a verdade é que eu mal percebia os julgamentos, eu estava sempre ocupada fazendo algo. Sempre segui minha intuição, sou passional, emocional. Se julgamentos existiram, não foram fortes o bastante para que eu os percebesse. Quando você está ouvindo uma rádio numa frequência, não ouve a música que passa na outra rádio, certo? E eu sempre estive sintonizada em minha frequência.

O mundo artístico me trouxe grandes ensinamentos. Me mostrou tudo o que não almejar. Me ensinou que vaidade não é a resposta, que sucesso é efêmero e não está na capa da revista. Que o amor está na desconstrução do ego. Quando você se despir de todas as camadas da ilusão que você criou, o amor estará lá.

Enxergo cada ponto conectado ao outro no meu caminho. Foi tudo tão bem tecido. Só agradeço. E quando você não me ouvir agradecendo, é porque estou de olhos fechados, orando e agradecendo.

Fico imaginando meus mestres espirituais sofrendo comigo quando eu sofri pelos meus próprios erros. E não me julgando, mas me carregando no colo a cada tombo. E comemorando cada passo certo como se fosse um gol.

Eu não julgo. Só eu sei das minhas dores. Só o outro sabe das dele. O caminho não é seu, é dele. A história é dele. Eu não conheço a dificuldade do cara que mora no sertão e só tem carne seca e farinha pra viver. Ou os esquimós que só tem acesso a peixe. Eu luto contra essa matança cruel da indústria e pelo despertar do ser humano para a compaixão.

Segundo a International Vegan Society, ser vegano é fazer o melhor que você puder num mundo ainda não vegano. Eu faço o melhor que eu posso. Tenha no seu coração que você fez o melhor. E se não foi bom, mas foi o melhor naquele dia, foi o seu melhor. No dia seguinte você se supera.

Eu não sou Buda, sou humana e cheia de falhas, senão não teria nascido aqui. Todos temos a sombra e a luz dentro de nós. Um você vai estimular, o outro vai tentar superar. É esse esforço que traduz sua evolução. Tem dias que eu perco a paciência, fico irritada. Paro, analiso, respiro. Medito sobre isso. Na maioria das vezes foi porque eu não estava me colocando no lugar do outro. Paciência é uma virtude não espontânea que vem do exercício da disciplina, outra virtude batalhada e adquirida. É um exercício diário. Não é simples, nem fácil. Mas se fosse, não estaríamos aqui.

Tenho dois grandes ídolos: Jesus Cristo e São Francisco de Assis. Dois humanos que fizeram o melhor que puderam.

Como a alimentação pode me ajudar a abrir minhas conexões para o inconsciente?

A comida é o agente de transformação. Por meio do que você come, pode-se inflamar e bloquear ações naturais de seu organismo ou estimular e potencializar. Incluindo nisso as glândulas endócrinas, como a pineal, que produz melatonina (neuro-hormônio regulador do sono, antioxidante natural, que retarda o envelhecimento combatendo radicais livres) e serotonina (neurotransmissor que regula o humor, o sono, o apetite, a sensibilidade a dor, o bom funcionamento da memória, a sensação de bem estar e a felicidade, entre outros). O bom funcionamento da glândula evitaria muitas doenças como Alzheimer, demência e depressão.[1]

Do tamanho de um grão de ervilha, a Pineal fica localizada na região central do cérebro ao nível dos olhos. Não coincidentemente é considerada o terceiro olho, o Olho de Hórus, o olho da consciência que está sempre desperto. É o órgão sensorial mais importante e incompreendido pela ciência. Segundo o filósofo Descartes, é onde a alma se fixa ao corpo. Filósofos e cientistas de civilizações antigas como a grega e egípcia estudavam insistentemente a pineal como forma de acessar planos superiores. No Espiritismo, Chico Xavier psicografou muitos livros pelo espírito do médico André Luiz, nos quais ele faz a conexão espiritual da pineal à saúde mental, função reprodutiva e endócrina.

Um estudo acendeu uma polêmica de que a quantidade de flúor em excesso poderia calcificar a pineal, bloqueando seu bom funcionamento.[2] Você pode analisar o nível de calcificação da sua pineal por meio de exames neurológicos com um médico.

Diversos outros estudos foram feitos ao redor do mundo discutindo sobre qual seria a quantidade ideal e segura de flúor na água. Alguns afirmam que 1 mg/L já seria altíssimo para ser consumido por um adulto. No Brasil este número chega a 1,5 mg/L sendo um dos mais altos do mundo. Não se chegou a uma conclusão oficial, pois profissionais possuem opiniões opostas.

Existem alimentos que podem ajudar a aliviar e reverter a calcificação, como espirulina, chlorella, cacau orgânico puro, vinagre de maçã orgânico (ácido málico) e alimentos com iodo, como algas. Precisam estar livres de agrotóxicos, claro. Para mim, ingerir água alcalina é essencial. Coloque um punhado de manjericão em sua

1 http://epubs.surrey.ac.uk/895/

2 https://www.ncbi.nlm.nih.gov/pubmed/11275672

água filtrada, e quanto mais tempo agir, melhor. Uma boa alimentação à base de legumes, frutas e cereais orgânicos também ajuda.

Outras coisas que me ajudam muito são a meditação e a influência energética de meus pensamentos. Acredito que desequilíbrios energéticos somatizados podem formar doenças. Todos os dias transgredimos as leis naturais da nossa essência, e nós mesmos provocamos nosso desequilíbrio, gerando enfermidades e dores. Existem tratamentos quânticos usando recursos naturais para restabelecer o equilíbrio emocional, físico e energético, como exemplo as terapias com florais, a acupuntura e a meditação.

Por meio da meditação, ajudo a curar meu corpo físico com frequências vibracionais, despertando memórias, curando vivências mal resolvidas, estabelecendo a vibração positiva. Você mesmo pode se curar. Este poder é só seu. Você tem superpoderes e só não os desenvolveu ainda.

Quando você limpa seu corpo e os canais, é como se tirasse uma camada de sujeira também do seu olhar consciente para a inconsciência. Se prestar mais atenção, as sinergias e as "coincidências" começam a acontecer com maior frequência. Você pensa em alguém que não vê há anos e ela te manda mensagem. Você fala ao mesmo tempo que a outra pessoa, sabe o que ela está pensando antes mesmo dela falar. Prevê, pressente, tem sonhos premonitórios. Para mim isso é tão frequente que aprendi a desenvolver e a canalizar. Quando maior a consciência, mais claro e forte se torna.

Como você suporta viver, vendo tanta crueldade todos os dias?

Recebo essa pergunta de muitas pessoas que despertaram. São estas as palavras que repito em minha mente e no meu coração quando o dia fica difícil demais. São elas que me lembram da essência do que eu faço. São por meio delas que começo minhas palestras. São por meio delas que acalmo corações apertados de ativistas num dia de exaustão emocional. São estas as palavras que me abraçam quando sento no chão, choro e não sei mais o que posso fazer.

Leia em voz alta junto comigo:

Oração de São Francisco de Assis

Senhor,
Fazei de mim instrumento de vossa paz
Onde houver ódio, que eu leve o amor
Onde houver ofensa, que eu leve o perdão
Onde houver discórdia, que eu leve a união
Onde houver dúvida, que eu leve a fé
Onde houver erro, que eu leve a verdade
Onde houver desespero, que eu leve a esperança
Onde houver tristeza, que eu leve a alegria
Onde houver trevas, que eu leve a luz
Ó, Mestre,
Fazei que eu procure mais consolar, que ser consolado
Compreender, que ser compreendido
Amar, que ser amado
Pois é dando que se recebe, é perdoando que se é perdoado, e é morrendo que se vive para a vida eterna.

Dedico essa oração a todos os ativistas parceiros de missão em minha vida e a todos que estão em cada canto deste planeta agindo para o despertar: Mercy for Animals Brasil, Sociedade Vegetariana Brasileira, Ampara Animal, Animal Equality, Nina Rosa, Anonimous for the Voiceless. Hoje não me sinto sozinha porque sei que vocês existem, estão um em cada ponta também dedicando suas vidas para libertar seres do horror em que vivem. Cada ONG com estratégias e abordagens diferentes umas das outras para despertarem um maior número de pessoas.

E tento me lembrar que as pessoas estão num transe. Estão acordadas, mas desconectadas. Que um dia eu também não sabia. Só conseguiremos salvar os animais quando salvarmos o ser humano dele mesmo.

Quando fazemos a conexão, sofremos. E então você quer despertar seu amigo, seu pai, seu marido, sua esposa, seu irmão. O outro ainda está dormente, não sente suas palavras. Você berra. Ele não ouve, então você tem vontade de chacoalhar. Se revolta. Fica chato. Claro que fica, eu sei, já fiquei também. Mas lembre-se de que veganismo é AMOR. E a gente obviamente sempre vai repelir a DOR. Se falar com agressividade, você afasta. Se falar com amor, você atrai. Ninguém coloca o dedo na tomada sabendo que vai doer. Se fosse gostoso, todo mundo colocaria o dedo. Sacou? Amor... amor...

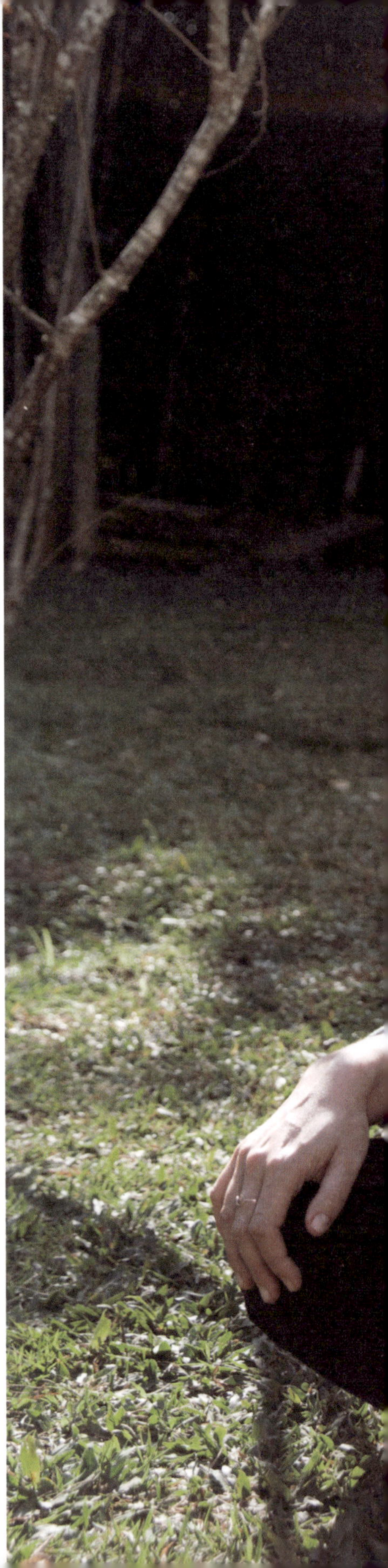

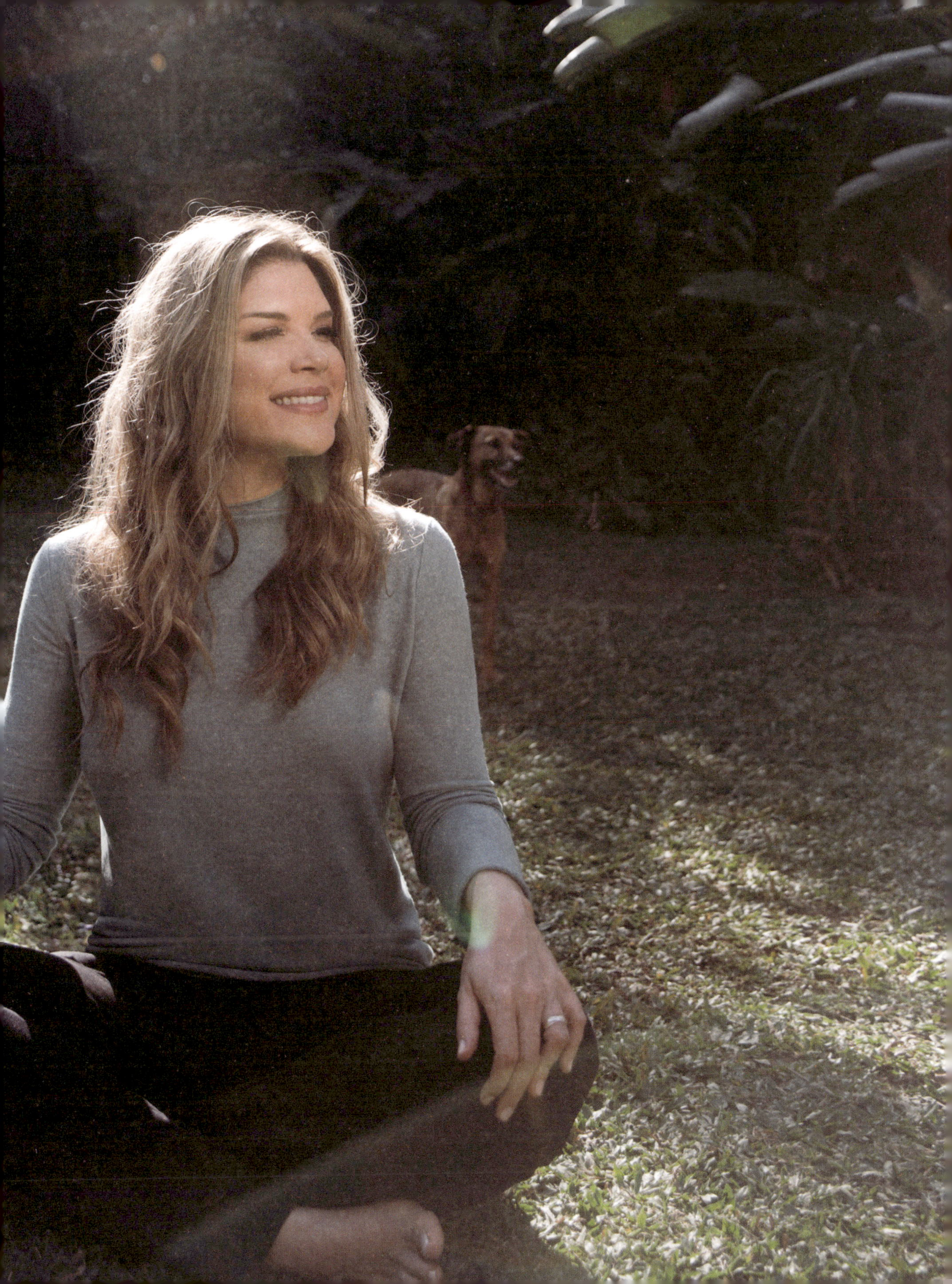

Posfácio

Acredite em mim: ser vegano é bem mais simples do que parece! Não existe ato mais impactante ou transformador do que comer.

A comida vai impactar e refletir no seu corpo, na sua saúde física e estética. E também vai impactar tudo e todos em volta. Quer conhecer um povo, vá ao mercado público. Lá estão refletidas a economia, a cultura, a sociedade de um país.

Comer é a única coisa que apenas você pode fazer por você mesmo. Alguém pode te dar banho, te vestir, te carregar e até levar o alimento até sua boca. Mas comer, só você pode. Imagine que você está com fome, parado emww frente à geladeira da loja de conveniências. A escolha que você vai fazer entre um sanduíche de frango ou de cogumelos vai determinar se você mata ou salva. Se você destrói inúmeras árvores ou as poupa. Se vai sujar milhares de litros de água ou poupá-los. É naquele momento – que parece tão banal – em que você escolhe entre pensar somente em você ou pensar em todos.

Eu acredito que não adianta você rezar e pedir "paz, saúde e amor para todos os seres" se você consome sofrimento e dor alheia todos os dias de sua vida; é incoerente ir para o meio da avenida Paulista pedir o fim da violência, se você se alimenta dela todos os dias em cada refeição, se sai da manifestação para comemorar numa churrascaria; não adianta economizar água só no chuveiro se 1 kg de carne precisa em média de 15 mil litros de água para ser produzida: a pecuária é responsável por 1/3 do consumo global de água; não adianta falar sobre a preocupação com o excesso de produção de lixo e não falar sobre o alerta da ONU que diz que a pecuária é uma das principais fontes poluidoras de reservatórios de água doce do planeta com consequências irreversíveis.

Como falar de sustentabilidade e não falar de veganismo? Como falar de desmatamento da Amazônia e não falar de veganismo, já que a maior responsável por isso é a pecuária, segundo o IBGE? Impossível falar do efeito estufa e não falar de veganismo. E sobre causas de empoderamento, causas contra a violência, causas pedindo o respeito pelo ser humano, fim do preconceito e respeito pelas minorias? É... Veganismo. E do lado contrário também: impossível falar de veganismo e não falar sobre tudo isso.

O planeta não comporta mais tanta destruição, desmatamento, poluição. Se as pessoas reduzissem em pelo menos 50% o consumo de animais e derivados, 2 bilhões de pessoas teriam o que comer. Hoje 90% da produção de alimentos do mundo, como grãos, é destinada à alimentação de animais que serão destinados ao consumo de pessoas. A quantidade de alimentos que 1 boi come em 1 dia, poderia alimentar em média 40 famílias de 4 pessoas por 1 mês. Sem a necessidade de criar e alimentar animais para consumo, seria possível alimentar mais de 3,5 bilhões de pessoas no planeta com as terras agrícolas atuais.[1] De toda proteína produzida no Brasil, somente 16% é usada na alimentação humana. 80% é usada como ração, principalmente para porcos e galinhas.

Hoje somos quase 8 bilhões de pessoas no mundo. As previsões são de que em menos de 30 anos precisaremos de territórios equivalentes a duas Europas para plantar comida para alimentar o gado destinado à alimentação humana. E outra previsão é de

---

1 Fonte: UNEP, 2009 The Environmental food crisis: the envirolnment's role in averting future food crisis. A UNEP rapid response assessment.

que não haverá mais peixes nos oceanos.[2] Você consegue imaginar o impacto que isso terá num ecossistema? Insustentável. Inconcebível. Irreversível.

Está na hora de assumirmos as responsabilidades pelo que fazemos. O universo dá diversas oportunidades por dia para fazermos a escolha certa e sua lei não falha. Faça a escolha certa e tudo dará certo em sua vida. E pode começar da forma mais simples: as escolhas no seu prato, a cada refeição.

Na minha opinião, evoluir é aprender a amar incondicionalmente. Não é ter o corpo mais forte ou ser intelectualmente mais inteligente. É aprender a amar o outro como parte de você. É se entender parte do todo. Sentir compaixão por todas as formas de vida. Isso é ter empatia. Se observássemos os animais mais de perto, aprenderíamos muito. O homem se considera tão evoluído. Constrói prédios e destrói tudo em volta. Cria armas para destruir sua própria espécie para possuir terras que ele nem consegue cuidar.

Tire o homem do planeta, e ele se restaurará lindamente em poucos anos. Tire as abelhas e as formigas do planeta, e ele vai entrar em colapso. E ainda assim nós, humanos, nos sentimos tão importantes...

Talvez por isto estejamos todos juntos em diferentes espécies neste mesmo mundo: para que aprendêssemos a amar. Quem sabe seja esse o grande segredo da evolução?

Os animais são muito mais intuitivos, mais civilizados e dignos no que consiste ao bom funcionamento do planeta.

Se eu fizer tudo direito nesta minha vida, estiver pronta e merecer, na próxima eu nascerei bicho.

Com amor,
Alana

2 https://oglobo.globo.com/sociedade/ciencia/estoques-de-peixe-podem-acabar-ate-2048-diz-estudo-4551822

Bibliografia

MICHAËLSSON, K. et alii. "Milk intake and risk of mortality and fractures in women and men: cohort studies". The BMJ, 2014. Disponível em: < https://www.bmj.com/content/349/bmj.g6015>. Acesso em: 4 set. 2019

BEYOND Carnism. Carnism, 2019. Disponível em: <https://www.carnism.org/>. Acesso em: 4 set. 2019.

APESAR de alta em consumo de carne, homem é mais herbívoro que carnívoro. Tilt, 2013. Disponível em: <https://www.uol.com.br/tilt/ultimas-noticias/redacao/2013/12/04/apesar-de-alta-em-consumo-de-carne-homem-e-mais-herbivoro-que-carnivoro.htm>. Acesso em: 4 set. 2019.

ALVARENGA, L. "Entenda a situação das galinhas confinadas em gaiolas". Mercy for Animals, 2017. Disponível em: <https://mercyforanimals.org.br/a-situacao-das-galinhas-confinadas-em-gaiolas>. Acesso em: 4 set. 2019.

WHY modern wheat is making us sick. Chelsea Green Publishing, 2016. Disponível em: <https://www.chelseagreen.com/2016/modern-wheat-making-us-sick/>. Acesso em: 4 set. 2019.

CARVALHO, E. S. C. "Dieta sem glúten e câncer". Sociedade Brasileira de Nutrição Oncológica, 2018. Disponível em: <https://www.sbno.com.br/Materia/Post?year=2018&month=12&title=DIETA%20SEM%20GL%C3%9ATEN%20E%20C%C3%82NCER>. Acesso em: 4 set. 2019.

SHALLIT, J. "Science, pseudoscience, and the three stages of truth". University of Waterloo, 2005. Disponível em: <https://cs.uwaterloo.ca/~shallit/Papers/stages.pdf>. Acesso em: 4 set. 2019.

SLYWITCH, E. "Vitamina B12 e vegetarianismo". Sociedade Vegetariana Brasileira, s. d. Disponível em: <https://www.svb.org.br/home/205-vegetarianismo/saude/artigos/132-vitamina-b-12-e-vegetarianismo>. Acesso em: 4 set. 2019.

VINES, J. "Para neurociência, motivação não é fator principal em mudança de hábitos". Folha de S. Paulo, 2016. Disponível em: <https://www1.folha.uol.com.br/ilustrada/2016/04/1766160-para-neurociencia-motivacao-nao-e-fator-principal-em-mudanca-de-habitos.shtml>. Acesso em: 4 set. 2019.

LUKE, J. A. "The effect of fluoride on the physiology of the pineal gland". University of Surrey, 1997. Disponível em: <http://epubs.surrey.ac.uk/895/>. Acesso em: 4 set. 2019.

UNEP. "The environmental food crisis: the environment's role in averting future food crises. A UNEP rapid response assessment". Global Water Partnership, 2009. Disponível em: <https://www.gwp.org/globalassets/global/toolbox/references/the-environmental-crisis.-the-environments-role-in-averting-future-food-crises-unep-2009.pdf>. Acesso em: 4 set. 2019.

BLACK, R. "Estoques de peixe podem acabar até 2048, diz estudo". O Globo, 2006. Disponível em: <https://oglobo.globo.com/sociedade/ciencia/estoques-de-peixe-podem-acabar-ate-2048-diz-estudo-4551822>. Acesso em: 4 set. 2019.

Agradecimentos

"De todos os ingredientes da vida, a gratidão é o mais doce."

Agradeço a Guilherme Samora por compartilhar das mesmas ideias e realizá-las comigo com todo o coração. E pela trilha sonora!

À Camila Hannoun, minha fada madrinha editorial. A Mauro Palermo, por acreditar e confiar em mim mais uma vez.

À Lis Cereja por ceder seu espaço encantado com tanta generosidade. A minha equipe e guardiões do Purana por segurarem as pontas enquanto eu mergulhava no portal que foi este livro.

A meus companheiros da Mercy for Animals Brasil pela coragem e força que compartilham comigo no dia a dia. A meus seguidores amorosos, que me estimulam e me ensinam. A todos os ativistas que doaram suas vidas, abriram e prepararam o caminho. Ao Armazém Cerealista, pelos ingredientes da magia neste livro. A Monica Linz pelos vestidos que me fazem flutuar como fada. À BAIMS Natural Makeup pelas maquiagens naturais e veganas incríveis.

Texto fixado conforme as regras do Acordo Ortográfico da Língua Portuguesa (Decreto Legislativo nº 54, de 1995).

Diretor executivo: **Mauro Palermo**
Editor responsável: **Guilherme Samora**
Editora assistente: **Fernanda Belo**
Preparação: **Antonio Castro**
Revisão: **Gabriele Fernandes**
Capa, design e diagramação: **Guilherme Francini**
Fotos de capa e da autora: **Pupin & Deleu**
Fotos das receitas: **Helena Mazza**
Maquiagem: **MaryMakee**
Ilustrações: **iStock**

CIP-BRASIL. CATALOGAÇÃO NA PUBLICAÇÃO
SINDICATO NACIONAL DOS EDITORES DE LIVROS, RJ

Rox, Alana
Diário de uma vegana 2: o despertar / Alana Rox. — 1ª. ed. —
São Paulo: Globo Estilo, 2019.

ISBN 978-85-250-6893-4

1. Gastronomia. 2. Culinária vegana. I.Título. II. Série.

19-58889 CDD: 641.5636
CDU: 641.564

Leandra Felix da Cruz — Bibliotecária — CRB-7/6135

1ª edição — setembro/2019

Editora Globo S.A.
Rua Marquês de Pombal, 25
Rio de Janeiro, RJ — 20230-240
www.globolivros.com.br

Este livro, composto nas fontes Gentium Book Basic e Sacramento,
foi impresso em papel *offset* 120g/m², na gráfica Santa Marta.
São Bernardo do Campo, setembro de 2019.